名言で心と体を整える

リハビリ思考で癒す・治す!

東北大学大学院医学系研究科教授
医学博士
上月正博
Kohzuki Masahiro

さくら舎

はじめに

新型コロナウイルスの影響で、世の中がガラッと変わってしまった。

「3密」を避けて人との接触機会を減らすことが、自分、家族、他人、社会を守ることとされてしまった。さらに、わが国ではこれまで世界が経験したことのない超高齢社会、少子化社会が到来し、核家族化も進んだ果てに、身近に信頼に足る相談相手が見つけにくい時代になってしまった。

中高年のみなさんの中には、健康状態、リストラ、お金、親の認知症や介護、孤独死など、不安だらけの生活の方もおられよう。

青少年のみなさんの中には、入学、卒業、就職、非正規雇用、結婚、不況、グローバリゼーション、AI、お金など、これまた不安だらけの方もおられよう。

また、はた目から見たら羨《うらや》ましがられるような財産、地位、職業の方の中にも、意外に幸せを感じないなあ、という方もおられよう。

こういうご時世には名言が役に立つ。名言は人の心と体を、時空を超えて、一瞬にして癒《いや》し、元気づけてくれるから。名言はさまざまな古今東西の偉人や市井《しせい》の名もなき人のものも含んだ「人類の知恵袋」だ。

私は、大学病院などで40年近くリハビリテーション科・内科の専門医として医療を行い、数万人の患者さんとおつきあいしてきた。同時に、大学院教授として20年以上にわたり、150名以上の大学院生や2000名以上の医学部学生に研究指導や教育指導を行ってきた。

その両場面でも名言はとても重要だった。今回は、実際に患者さんや学生の心と体を変えるのに大きな効果を実感できた名言をたくさん紹介することにした。気軽にどこからでも読まれ、そして、ぜひ自分に合った名言を選んで元気になられることを切に願う。

◎目次

第2章　ぶれない自分に

第3章 続ける力

第4章 身軽な体

第5章　言葉のサプリメント

名言で心と体を整える

リハビリ思考で癒す・治す！

第1章　心をリセット

▼△▼△▼

コントロールできないことは考えない

自分にコントロールできないことは、いっさい考えない。
考えても仕方ないことだから。
自分にできることだけに集中するだけです。

これは、巨人からヤンキースに行き、メジャーリーグでも活躍した松井《まつい》秀喜《ひでき》の言葉だ。
一方、次のような言葉もある。

いろいろなことを学び、適応し、好きなことは受け入れ、そうでないことは忘れて次へ進む。──マリア・シャラポワ（プロテニスプレーヤー）

あなたが努力を続けても、どうしても自分では変えられないことは実に多い。

その日の天気、温度、湿度など自然界はもちろん、景気や政局など経済社会面、そして、世間や今、目の前にいる相手でさえも、あなたの力で考え方や好みを変えるのはなかなかむずかしい。

あなたが、何かをしようとするとき、その後もたらされる結果についても、相手の状況をあなたが変えられない以上、くよくよしてもしようがない。

あなたができることといったら、「どのようになっても後悔しないんだ」と決意を固めて、その時々に応じて自分のやれることをすべてやり尽くすことだけだ。

あとは、余計なことを考えず、ただ、天から与えられた運命にすべてをまかせよう。

愚痴《ぐち》や不満などを口にしないで時を過ごしてゆくという姿勢で生きていこう。

▼△▼△▼

「やらないこと」を決める

何かひとつ、捨ててみる。

禅宗の僧侶であり庭園デザイナーでもある枡野俊明《ますのしゅんみょう》著『日めくり一日一禅』（小学館）にある言葉だ。

自分を変えたいと思うとき、新たに何かを始めるより、まず、「やらないこと」を決めるほうが早く変化できる。つまり、日頃やっているものをどれか捨てることで、自分にとって「本当に必要なもの」を見つめなおす機会になるのだ。

何かを捨てて手放せば、その分だけ、自由時間が確保され、心と生活にゆとりが生まれ、そこに新しい変化の風が吹きこんでくる。

「断捨離」という言葉もある。これはモノだけでなく、仕事、時間管理、人間関係にも言えることだ。

「断」＝入ってくる不要なモノを断つ

「捨」＝不要なモノを捨てる

「離」＝モノへの執着から離れる

不要なモノを断ち、捨てることで、モノへの執着から離れ、自身でつくり出している重荷からの解放を図り、身軽で快適な生活と人生を手に入れることが目的である。ヨーガの行法《ぎょうほう》が元になっているため、単なる片づけとは異なるものとされている。

とにかく、惰性《だせい》で続けていることを今日から一つだけでもやめてみよう。

スマホゲーム、長時間のSNS、エゴサーチ、二度寝、夜食……。

私はスマホゲームとスマホでの音楽鑑賞はやらないことにしている。これだけでも、かなりの自由時間が確保できる。


成功を手にできてないでいる人たちは、自分の欲望をまったく犠牲にしていない人たちです。人間は、もし成功を願うならば、それ相応の自己犠牲を払わなくてはなりません。

――ジェームズ・アレン（作家）

命は短い。人生は今であることをよくよく考えられたい。

▼△▼△▼

「20秒ルール」のすすめ

考えてばかりいないでとにかくやるべきことをやれ
人生とは頭で考えたり難癖《なんくせ》をつけたりして変わるようなものではない

アメリカの思想家、ラルフ・ワルド・エマーソンが言っている。

何かやろうと思ってもぐずぐずして20秒以上たってしまうと、せっかくの決意がゆらいで、やる気がなくなってしまう。すぐに始めることはとても大変だ。

ハーバード大学のエイカー博士は、20秒以内に決意を実行に移す「20秒ルール」を勧めている。たとえば枕元にあらかじめ運動着、運動靴、運動器具を置いておくと、目覚めてすぐ準備できるので、運動の決意が揺るがずに取り組めるという。

「仕掛け七分」という言葉もある。つまり、すんなりと始めるのに大事なのは、準備や段取りだ。準備や段取りがきちんとしているか否《いな》かで、成功するかどうかのほとんどが決まってしまう。

しっかり準備をしておいてから「20秒ルール」を用いて、よい習慣をつけてしまえば、不安も解消し、ストレスが減り、あとは楽しみの多いことばかり。つまり、めざす幸福が近づいてくる。


どれだけ大変な仕事に見えても、まずはとりかかってしまいなさい。仕事に手をつけてしまえば仕事の半分は終わったようなものです。――アウソニウス（古代ローマの詩人）

しかない、というものは世にない。
人よりも一尺《しゃく》高くから物事をみれば、道はつねに幾通りもある。

▼△▼△▼

「鳥の目」をもつ

坂本龍馬《さかもとりょうま》は江戸時代末期の志士で、貿易会社と政治組織を兼ねた亀山社中（後の海援隊）を結成した。薩長同盟の斡旋《あっせん》、大政奉還の成立に尽力《じんりょく》するなど、倒幕および明治維新に影響を与えた。

仕事一筋、会社一筋に生きてきた男性が、定年になると一大事だ。家で特にすることもなく、家事もできず、ただ妻にすがって生きていかざるを得ないという人が出てくる。妻が出かけようとすると「ワシも」と、妻の後をついてまわるから、「ワシも族」と呼ばれている。かといえば、妻に先立たれた料理のできない夫の一人暮らしの悲惨さも、ちょくちょく報道されている。

しかし、最近の冷凍食品の質の向上といったら、本当に驚かされる。調理がまったくできなくても、電子レンジでチンさえすれば瞬《またた》く間においしい料理が何品も出来あがる。しかも、驚くほど安い値段だ。

先人たちのおかげで、世の中はだいぶ過ごしやすくなってきたのだ。

また、インターネットで検索すれば、古今東西の情報がたちどころに集められる。しかも、動画や訳付きで。

グーグル・マップは私のお気に入りのソフトだが、これを使って住所や有名な建築物を入力するだけで、居ながらにして一瞬にしてそこに連れて行ってくれる、まさに魔法のじゅうたん、鳥の目の役割をしてくれる。

グーグル・マップで地形を俯瞰的《ふかんてき》に見ると、自分の位置や考えがちっぽけなものにすぎないことを、いやというほど知らされる。

「この方法しかない、これ以外にない」などと弁舌さわやかに、一見明快な考えを吐く人には十分に警戒しよう。一つしか方法がないとしか言わない人は、独善的・排他的な人か、他の可能性を考えられないレベルの人の可能性がある。一つしかないと思うときには、そこで思考停止の危険な状態になっている場合が多い。

困難に突き当たって、前に進むことができなくなったときは、少し時間を置いてみよう。

煮詰まった頭の冷却期間を置くのだ。気分や発想を変えてみよう。

たとえば、一つしかない理由と他がダメな理由を書き出してみよう。

そして、専門の友人と専門でない友人の双方の意見を聞いてみよう。

こうして、ゆっくり柔軟な頭で改めて考えてみよう。また、ちょっと立ち止まって情報収集してみよう。そうすると、空から山道を俯瞰するときのように、これまで思いつかなかった新たないくつもの方法や考え方が見えてくることが多い。

きちんと情報収集して、その後じっくり考えるだけで、何でも幾通りもの解決法が探せる便利な時代になったのだ。

▼△▼△▼

疑似体験はほどほどに

人生における大きな目的は、知識を得ることではなく、行動することだ。

イギリスの生物学者、トマス・ヘンリー・ハクスリーは、ダーウィンの進化論を弁護した人物で、このように述べている。

昔は友だちの家に行くと、よく世界大百科事典全34巻や世界文学全集全１０３巻が応接間の本棚に、どうだ！とばかりに並んでいたが、今そのようなものに出会うことはない。テレビやインターネットなどによって知識を得ることは、驚くほどたやすくなったから。

また、インターネットの速度や解像度の向上が日進月歩で、今や居ながらにして時空を超えた旅行ができるし、ゲームソフトで奇想天外、波乱万丈の人生を何度でも疑似体験できる。映画も見放題だ。

しかし、これらの楽しみはほんの一時のもの。やがて途中で飽《あ》きて眠くなる。

また、私などは年のせいか忘れっぽくなり、映画を見ても1年もすると見たかどうかも忘れるようになってきた。

若い人や元気な人なら、疑似体験はほどほどにして、自ら行動して実体験を積むのを忘れないことをお勧めする。

リアルワールドの人生では、本や映画のように自分の好きなものだけ読んだり、見たり、途中でやめたり、やりなおしたりすることはできないだけに、1回きりの真剣勝負だ。

しかも、現実はとても複雑で、その展開も驚きの連続だ。昔から「事実は小説よりも奇なり」とはよく言ったものだと感心する。

私は疑似体験を全否定しているわけではない。ゴーグル装着での3Dの観光疑似旅行などは、今後ますます発展していってほしいものだ。足元がおぼつかなくなった人の老後の楽しみにはとても有効だと期待している。

ただ、間違いなく言えることは、自分が主体的に人と関わり、会話がはずんだり笑顔を交換したりする体験は、疑似体験による楽しさとは次元が異なることだ。すなわち、実体験のほうが、楽しさが深く、しかも長続きし、予想外のことが起きて、「ワクワク、ドキドキ」がたまらない。

あなた自身の行動から生まれてくる楽しみに比べたら、疑似体験で与えられる楽しみなんか、ずいぶん色あせてしまうに相違ない。

やってみなければ、結局は失敗と同じ。——リチャード・ブランソン（ヴァージン・グループ会長）

待っているだけの人達にも何かが起こるかもしれないが、それは努力した人達の残り物だけである。——エイブラハム・リンカーン（アメリカ大統領）

やったことは、たとえ失敗しても、二十年後には笑い話にできる。しかしやらなかったことは、二十年後には後悔するだけだ。――マーク・トウェイン（アメリカの作家）

▼△▼△▼

他人の評価や批判にさらされたとき

あなたの同意なしに誰もあなたに劣等感を抱かせることはできない。

アメリカの第32代大統領フランクリン・ルーズベルトの夫人で、アメリカ国連代表、婦人運動家、文筆家としても知られるエレノア・ルーズベルトの言葉だ。

お金持ち、容姿端麗《たんれい》の人、社会的地位が高い人でも、劣等感や悩みを抱いている場合が少なくない。「えっ！　あの人でもそんな悩みがあるの？」と驚き、「人はみな似たり寄ったりだな」と安心する。

私はリハビリ科専門医として、ある日突然脳卒中や脊髄損傷《せきずいそんしょう》で手足が動かなくなる人たちを診《み》る。

リハビリでなんとか歩行できるようになっても、自分の歩き方に不満があり、鬱々《うつうつ》として歩くのを避けてしまう人がいる。一方、リハビリを行っても残念ながら手足が動かないこともあるが、それでも明るく穏《おだ》やかな人がいる。

つまり、障害に対するとらえ方は、本人次第なのだ。

それは患者さんの家族にもあてはまる。

母親が脳卒中になって、それまでいがみ合っていた子どもたちが、母親の世話で一致協力するようになった家族がいる。曜日ごとに輪番制で母親の介護に訪れるのだ。

「私が病気をしたおかげで、家族が昔のようにまとまりました」という母親の清々《すがすが》しい笑顔を思い出す。

お金が何だ。地位が何だ。朝起きて、夜眠り、起きている間に好きなことができるなら、すでに成功者だ。

病気が何だ。障害が何だ。他人からの評価など気にしない気にしない。

他人にどう見られるかではなく、自分自身でどうとらえるかが重要だ。

あらゆる状況下で、そのたびに自分なりの目標を設定し、自分自身に誇りをもって生きていくなら、劣等感などは取りつく島もない。

あなたを最終的に評価するのはあなた自身だ。

この言葉を評価や批判にさらされている患者さんや学生に伝えると、眉間《みけん》のしわが消えてホッとした顔になる。

▼△▼△▼

ブルーオーシャンで生きる

エリートコースから外れると、王様コースが待っている。

千田《せんだ》琢哉《たくや》は私と同じ東北大学卒の文筆家。彼の著書『ギリギリまで動けない君の背中を押す言葉』（日本実業出版社）に、この言葉がある。

もう「エリートコース」から外れたよと不本意に思っている読者もいるだろう。

でも、こう考えてみよう。

そもそも「エリートコース」は本当にエリートコースなのか？　現時点で単に有利に見えるために、多くの人がめざすコースにすぎないのではないか？

「そのとおり。で、それで何か問題があるのか？」って？　そう、これが実は大問題なのだ！

なぜなら、あなたの思う「エリートコース」は多くの人がめざすだけに激戦必至で、海で言えば、血で血を洗う、レッドオーシャンだ。疲れるだけで、得られる魚（収獲、結果）は少ない。

むしろあなたには外れて見えるコースのほうが、ライバルが少なく、自分の努力の結果を目立たせられるメリットがあるんだ！　いわば争いの少ないブルーオーシャン。のんびり過ごしても得られる魚が多い。

このからくりに、いつ気づくかで、その後の人生がガラッと変わる！

私は公立病院に内科長として勤務したことがある。そのとき、慢性疾患で入院した高齢者が、病気がよくなって退院するときに、うまく歩けないケースが多いことを目の当たりにした。それで、リハビリの重要性を強く感じた。

そして、5年後に大学病院にリハビリ科のポストが新設されたときに、自ら希望して内科から移籍した。医師になって14年目、38歳のときだった。

医局員１００名を超す内科医局でのトップ10に入る地位を捨て、医局員わずか６名のリハビリ科医局の下位の地位に移動した形になった。

当時の内科医局の同僚は、どうしてエリートコースを外れるのかと不審に思ったようだし、父は「息子は内科医局でなにか不祥事《ふしょうじ》をしでかしたのではないか」と疑心暗鬼になっていた。

そんな中、私の移籍に妻が文句ひとつ言わなかったこと、私を信じてくれたことは、とてもありがたかった（給料が減らないことだけが確認事項だったと思う）。この決断がなければ、今の私はなかった。

つまり、「エリートコース」から外れる勇気をもったおかげで、王様コースにのることができたのだ。

「人間いたるところ青山《せいざん》あり」、この勇気をもって、自らの意志で現在のコースを外れるか、あるいは自らの意志でなく外圧で「エリートコース」を外れても、そこでくさらずに価値を見出して前進するかが、人生の勝算に直結するのだ。

この言葉を、ずっと一本道のつもりで頑張ってきた、勉強で疲れた学生や仕事で疲れた若い医師に伝えると、いつもホッとしたような顔をするのが、とても印象的だ。

▼△▼△▼

疲れない生き方のコツ

いい人をやめる

アメリカの自己啓発作家であり実業家のジェリー・ミンチントンが『うまくいっている人の考え方　完全版』（弓場隆《ゆみばたかし》訳、ディスカヴァー携書）の中で言っている。

「私の信条は、決して他人に悪く思われないようにすることです」と言う人がいる。

その人は仕事ができるし、いろんな相談を持ちかけられても誠実に対応するので、誰からも悪口を言われない。しかし、最近、とても疲れているようで、それほど楽しそうではないように見える。

これはいったいどうしたことだろうか？

本人は、他人に悪く思われないように振る舞うことで、他人に迷惑をかけないようにしているつもりのようだが、実は「他人に悪く思われないようにすること」と「他人に迷惑をかけないこと」はちょっと違う。

なぜなら、他人の彼への関心はそれほど高くなく、また他人の考え方はそれぞれ異なる。つまり、他人に悪く思われないように振る舞っても、他人はあなたの所業を逐一見ているわけではない、他人はあなたが期待するほどには評価してくれない。

また、他人によかれと期待して振る舞っても、それで喜ぶ人がいる反面、喜ばない人も出てくる。

「いい人」をやめること、これが疲労から逃れる方法だ。

「いい人」はあくまで他人の評価。他人に期待すると、他人の意見や世間の常識に縛《しば》られることになる。それがあなたの幸せにつながるはずはないんだ。

あなたの時間は限られている。他人に明らかな迷惑をかけないのなら、あなたの信念に従って、行動することがあなたの幸せにつながる。

いい人をやめて、あなたの信念に従う日々を送れば、きっと悩みが晴れ、五月晴《さつきば》れになる。

▼△▼△▼

未来と自分は変えられる

他人と過去は変えられないが、未来と自分は変えられる。

精神科医のエリック・バーンの言葉だ。彼は、交流分析という心理学パーソナリティ理論を確立した人物だ。

過去を悔《く》やんでも変わらない。

他人もなかなか変えられない。あなただって、他人に「あなたにこう変わってほしい」と言われ、素直に変われるだろうか？「なんて勝手なことを言うんだ。私に変われだなんて失礼だ」と思うに違いない。

だったら、自分の考え方を変えれば、今の状況も違ったものに見えてくる。環境や他人が変わるのを待っていても、それはいつになるかわからない。不確かな環境や他人の変化よりも、確実にできる自分の考え方を変えていこう。

今から考え方と行動を変えていけば、未来は過去とはきっと違うものになる。しかも、未来が変われば、これまでの過去の出来事の意味合いもプラスなものに変わっていくだろう。

前にも述べたが、私は14年間内科医として過ごし、その後の26年間は主にリハビリ科医として過ごしている。

リハビリ科医に転向した当初は、順風満帆というわけではなかった。

理学療法士や作業療法士たちに交じって、一からリハビリを学んでいるときは、収入も減り、合間にそれまで行っていた動物実験も並行して行ったため、余暇時間がなくなり、家庭にいる時間が減り、妻にも育児などで迷惑をかけた。

しかし、得られた結果や経験は、その後、お金や時間に換えがたいものとなった。たとえばこうだ。

内科とリハビリを結びつけた内部障害リハビリの発展につながり、結果的に教授となり、数多くの患者さんの運動機能や生活機能を改善できた。また、大学院で延べ１５０名以上の研究者を養成できた。

さらに、動物実験での腎機能《じんきのう》と運動機能という、まったくそれまで関連がなかったものを結びつけて研究し、運動による腎機能改善作用という新しい分野を見つけた。そして腎臓リハビリという新しい学問体系を確立できた。

スティーブ・ジョブズの言うように、2つの異なった点と点が結びついて、新しい道が開けたことになる。

あらかじめ先を見通して点と点をつなぐことはできず、振り返ってつなぐことしかできないが、将来何らかの形で点と点がつながると信じて、現在を全力で頑張ることを続けていけば、未来と自分は確かに変えられる。

▼△▼△▼

腹をくくるとき

人生とはいかに良いカードを手に持つかではなく、手に持ったカードをいかに上手く使うかである。

これは言葉の宝庫、ロバート・ハリスの『アフォリズム　525の格言集』（サンクチュアリ出版）の中にある作者不明の言葉だ。

完璧な環境、完璧な境遇など存在しない。

人生もまったく同じ。良いカードが何枚も手に入ると期待してはいけない。そんな幸運な人は、ほんの一握りだけだから。

あなたの人生の持ち時間は限られている。

他の良いカードを待っているうちに時が過ぎ、自分の持っているいいカードのいちばん旬《しゅん》の時期を逃してしまうことにもなりかねない。もうこれ以上待たないで、勇気をもって行動すべきだ。

万一、良いカードが集まれば楽に勝てるかといえばそうでもない。サッカーや野球でも高額年俸の選手を集めても、すんなりと優勝できないことからもおわかりだろう。

人や物には適材適所というものがあるのだ。

選手をどう使うか、育てるかという名監督の視点が必要とされるわけだ。

2人の仲間がいて、それぞれオレンジとメロンが好きならどうしようか。

各自に1個ずつあげるのではなく、それぞれ好きなものだけを2個あげたら、2人とももっと喜ぶ。このように、人材や境遇のカードをWinWin《ウィンウィン》の関係になるように用いることこそ采配で重要なことではないだろうか。

あなたの人生の監督はあなた自身だ。

自分の置かれた境遇や仲間に囲まれながら行動しようと腹をくくるのだ。あとは粘り強さの問題だ。そうすればきっと成功がついてくる。

「もう、歳《とし》だから、手にもったカードなんてたかが知れているよ」と言うあなた、人生終盤だからこそ、手に残ったカードを大切にしませんか？

▼△▼△▼

できるところから始める

非の打ち所のない馬が欲しい者は、馬なしですませ。


仕事や研究を進めるときに考えさせられる、ポルトガルの諺《ことわざ》だ。

社会人なら、仕事には正確さが重要だ。まして医療関係者はなおさらだ。

でも、忘れてはならないのが「速さ」だ。ゆっくりやればできる仕事も、速くやれないならダメなのだ。まして医療関係者ならなおさらだ。

電化製品、携帯電話、コンピュータなどの製品開発、研究分野での発明・発見は、競争に負けると一文にもならない。子どものときとは事情が違い、社会人になると一定期間での結果や成績が重視され、「努力賞」などはめったに出してもらえない。むしろそんなときには、「諦《あきら》めるな！」「怠《なま》けるな！」「努力を続けろ」などの「正論」を吐かれてしまうのがおちだろう。

「そんな正論はわかっている。けれども、この戦力、材料ではこれ以上の競争ができないから悩んでいるのだ！」と言いたくなるのもわかる。

しかし、よく考えてみよう。理想の仲間や環境があるに越したことはないが、新しいことに取り組むときに、完璧な環境を準備できるだけの時間的、金銭的余裕はない。あなたの競争相手だって、あなたと似たり寄ったりの環境にあると思えば、勝負に勝つには、勇気をもっていかに早くかつ速く企画を進めるかであることが、おわかりだろう。

完璧を求めずに、とにかくできるところから始めていくという姿勢が何よりも大事だ。「非の打ち所のない馬」など、むしろ手に入らないと考えたほうがいいのだ。

そこにある駄馬《だば》でなんとかするか、いっそのこと馬なしで進むことも考えたほうがいいだろう。あるいは、ロバでもヤギでもたくさん自分の周りに引き寄せられれば、目的を達成できるかもしれないのだ。そして、ロバやヤギが仕事を通して「非の打ち所のない馬」になることもある。

私は大学院生の教育・研究に関わり、150名あまりの博士・修士の養成に関わり、そのうちの延べ70名が全国そして世界の大学の教授・准教授に就任している。仕事を通して「立派な馬」になったり、「歩」が「金」になる。教育の醍醐味《だいごみ》はまさにそんなところにある。

▼△▼△▼

たくさん失敗するほうがいい

最高の名誉とは、失敗しないことではない。
失敗するたび、何度でも立ち上がることにある。

前にも登場したが、ラルフ・ワルド・エマーソンは、無教会主義、個人主義、自由信仰を唱《とな》えたアメリカの思想家。失敗に関する名言は多いが、これはエマーソンの名言だ。

大切なことは、「失敗は『挑戦』したから経験するのだ。失敗しても何度でも立ちあがる心意気よし」とする考え方だ。

ただ、「古今東西の偉人とわれわれ凡人では、そもそも進歩の歩幅が違うんだ。能力のある人が不屈の闘志をもって挑戦すれば、何度かの失敗の先には必ず成功はあるだろう。でも凡人にはそんなことはない」と考える人もいる。

でも、「凡人」だって何度も失敗し、そのたびごとに立ちあがって成功を収めてきた。

え？　そんなことは覚えていないって？

今までの成功体験を忘れちゃいけないよ。あなたが物心つく前から、何度も立ちあがりの練習をしたじゃないか。スキップ、逆上《さかあ》がり、水泳の練習を何度も繰り返し、みごとに成功してきたではないか！

そうなのだ。忘れちゃいかん！　何度でも頑張るのは、人がみな本能としてもっている才能なのだ。

それなのに、いつからやらずに諦めるような人になってしまったんだ。

私も小学生のころは逆上がりや水泳に苦労した。しかし、それでも続けていたら、ある日突然できるようになった。

要するに、はじめうまくいかなかったのは、他の人より失敗の回数が少なかっただけなんだ。

同じことが、研究を始めようとする人にもあてはまるので、この言葉は大学院生の講義の最初に言うことにしている。研究はやれば必ず学会発表や論文発表できると思いこんでいる人が実に多いから。

「失敗なくして成功なし。どんな研究も過去にそれが行われていたかどうかの調査から始まる。他に行われたことがなく、倫理的にも行う意義があるときのみ、研究を開始できる。途中で数が集まらない、期間が短すぎる、経費が足りなくなった、など問題が起きるのは日常茶飯事だ、さらに、研究は世界中の研究者との競争なので、やっている途中で、他の研究者に先を越されて論文を書かれたら、現在あなたの行っている研究は時間も経費もまったくの無駄になり、当然論文も書けなくなる。だから、しっかりした下準備をしたうえで、早く熱心に研究に取り組まないと成功しないよ」と。

それだけ研究は過酷なものだ。

たまに、失敗の責任が怠惰《たいだ》で不注意の本人ではなく、指導者にあるように責め立てる大学院生がいるのは困ったものだ。

▼△▼△▼

下を向いてしまいそうになるとき

オレ達はみんなドブの中にいる。
でもそこから星を眺めている奴らだっているんだ。

オスカー・ワイルドは、機知と才気を存分に発揮したアイルランドの劇作家。その彼が言っている。

あなたも私も置かれている環境なんてたいして違わない。

しかし、それでも、人によって、見るもの、見る方向は違うのだ。

多くの人は下を向くが、まれに上を向いてきれいな星を眺めている人もいる。まだ、ひとかどのものになっていないときから、夢や希望をもった人だ。

星を眺めている人にもいろいろいる。

星を眺めて見ているだけの人。なんとかその星を手に入れようと動く人。

あなたはどちらになるだろうか。

失敗や過《あやま》ちは、いつか次の成功へのきっかけになる。

失敗や過ちで意気消沈することもあろうが、そこはひとつ、気を取り直そう。志を高くして、希望をもって生きていこう。自分の生き方を意識的にポジティブなほうに選択することだ。

そのような生き方をする人が、結局は成功をつかむのだ。

私は昭和30年代の生まれだ。名作「ＡＬＷＡＹＳ三丁目の夕日」という映画の時代だ。高度経済成長期真っただ中。映画の舞台は東京だったが、同時期に私は山形で幼少期を過ごした。あのころは日々生活が豊かになり、希望をもちやすい時代で、ドブの中にいても星を見あげている人がとても多い時代だった。

今は、ウィズ・コロナの世界で、星を眺める人は少ないかもしれないが、こういう時世だからこそ、この言葉を忘れずに明るく前向きに生きていこう。

希望を忘れずに、めげずに工夫を重ねていけば、いつかきっとうまくいくはずだ。

▼△▼△▼

毎日感謝を繰り返す

感謝の気持ちを持つ

前にも登場したジェリー・ミンチントンが『自分の価値に気づくヒント』（弓場隆訳、ディスカヴァー携書）の中で言っている。

「感謝」は、私にとって子どもが生まれてから最高の名言として使っている言葉だ。長女の誕生は分娩室で立ち会い、長男の誕生は長女を抱っこしながら分娩室の外の廊下で待った。

子どもを授かり無事に生まれたときには、自然に妻や出産の関係者に「感謝」の気持ちをもった。

「感謝」は育児に参加するとますます強くなった。子どもが大人になるまでにいかに多くの人たちの支援が必要かを実感したから。

自分自身も、両親やその祖先があって存在しているわけであり、両親、兄弟、教師、仲間などの支えがあって成長してきたわけだ。職場でも素晴らしい同僚や学生、患者・家族のみなさんに支えられている。

新米医師として研修病院に入職したときに、「採血がうまくいくまで毎日何回でも練習台に使ってね」と外来婦長が自分の腕を差し出してくれた。

白血病末期の女の子が、亡くなる1週間前に、「今まで何のお礼もできてないので、せめてこれをもらってね」と主治医の私に手製の壁掛けをくれた。

先輩医師にはもちろん、一緒の医療スタッフや患者さんなど、私が関わったすべての人たちに感謝以外の言葉は見当たらない。

いろいろなライフイベントを経験するたびに、感謝の念は強くなり、心の目は開けてゆくものだ。

あなたも生かされていることに感謝し、あなた自身が関わるすべての人や環境に感謝の心をもって生きて、ときにそれを伝えていけば、周囲から必ず感謝され、さらに幸福になれる。

感謝を毎日繰り返すことで自然に笑顔になれるし、笑顔になることでさらに心が豊かになり、余裕も生まれる。

笑顔になると、幸せホルモンであるドーパミン、オキシトシン、セロトニン、アドレナリン、エンドルフィンが分泌されて、幸福感を感じやすくなる。

感謝こそ世界共通の重要な言葉であり、毎日決して忘れてはならない言葉だ。

▼△▼△▼

人生をぼやく前に

人生は不公平だと考えない

これもジェリー・ミンチントンの言葉。『うまくいっている人の考え方　完全版』（弓場隆訳、ディスカヴァー携書）の中で述べている。

あなたは今まで何回ぐらい「人生は不公平だ」とぼやいてきただろうか？

理想の世の中なら誰もが公平に扱ってもらえるだろうが、残念ながらこの世の中は理想とはほど遠い。生まれた環境、経済状態、学力、容姿、性格、など不公平そのものだ。リーマンショック、東日本大震災、コロナ禍《か》など、この10年だけでも大きな難題が襲いかかるが、その問題の深刻さもそれぞれまちまちで、公平にはほど遠い。

人間の社会は、不平等と不条理で満ちあふれているのが現実なのだ。

私にもいろいろあった。小学校では1、2年生の担任の先生がまじめで温厚だったので、幼稚園中退歴のある私だったが不登校にならなくてすんだ。しかし、小学校高学年になると暴力教師が担任になり、ビンタやげんこつは日常茶飯事だった。

また、中学校ではすべての授業進行が遅く、基幹科目の英語でさえ、卒業までに中3の教科書が半分までしか進まなかった。すなわち、有名高校や将来の医学部受験にはきわめて不利な教育環境だった。

おまけに、小中高時代を通して苦しんだのが、山形の夏の暑さ。夏休みになると夏負けして（今でいう熱中症）、毎年9月には体重が数キロ減っていた。

「不公平」と文句を言っても解決策にはならない。「人生は公平であるべきだ」という願望を抱くのは勝手だが、その願望は実現しない。それなら、「不公平」を「不公平」と考えずに行動したほうが得策ではないか。

休みがち、遅れがちな勉強は参考書を買って読んだり、兄から教わったりすればなんとかなった。夏負けはしたものの、我慢強さや粘り強さは人一倍養われた。さすがに大学に入って下宿してからは、エアコンが入り、その環境の変化のおかげで人一倍幸福感も高まったように思う。

還暦《かんれき》をすぎた今でも、「エアコン、氷、シャワー」さえ完備されれば大満足。部屋の広さや調度品にはほとんど関心がない。さらに、今は電子レンジと携帯電話があり、アマゾンでなんでも届く。まさに、ドラえもんや魔法のランプではないかと思う。

100年前の王侯貴族ですら、夢描いて実現しなかったことを、今は無理もせずに手に入れたのだ。私にはあの子ども時代の日々があるからこそ、現在、他の誰よりも幸福感が高いのではないかと思っている。

イリノイ大学のエド・ディーナー教授の研究によれば、環境が同じカトリックの修道院の修道女の中で、幸福感が高い人は低い人より平均10年も寿命が長くなるという。

あなたの身に起こることの中には、公平に見えるものもあれば不公平に見えるものもある。あなたより恵まれている人もいれば、そうでない人もいる。そのような不平等についていくら考えたところで、あなた自身がポジティブな変化を起こさない限り、なにも改善されない。

「人生は不公平だ」とぼやいている時間があったら、自分にできることを行って、よりよい未来を切り開こう。

人生は不平等。公平にはできていない。しかしチャンスは誰にも必ず訪れる。――長谷《はせ》川《がわ》閑史《やすちか》（武田薬品工業社長）

▼△▼△▼

よくするも悪くするも自分次第

どんな出来事も、いいほうに解釈する

もう一つジェリー・ミンチントンの言葉（弓場隆訳『うまくいっている人の考え方　完全版』ディスカヴァー携書）。

同じ出来事でも、あなたが感じるのと同じように、私も感じるかというと、おそらくそうではない。

私たちは成長する過程で、さまざまな経験をしていくうちに異なる価値観をもつようになり、同じ出来事に対しても違う受け止め方していくからだ。

つまり、出来事自体はよくも悪くもなく中立であり、その出来事がよく見えたり、悪く

見えたりするのは、私たちがそのような見方を選んでいるからにすぎない。

たとえば、大雨が降ったとする。空梅雨《からつゆ》に悩んでいた農家の人にとっては恵みの雨に見えるだろうし、傘やレインコートを売る人には収入を増やしてくれるよい機会に見えるだろう。

しかし、運動会や競技会の主催者や選手には迷惑な雨に見えるだろうし、行楽客をあてこんでいた商店の人には収入を減らす悪いことに見えるだろう。

私たちはある種の出来事のいいほうの要素も悪いほうの要素も、いずれの要素も簡単に根拠が見つけられるのだ。要するに、自分が探し求めている要素、理由はたいてい見つかるのだ。

つまり、自分が置かれている状況をいいほうに解釈すれば、楽しい結果が得られる可能性が高くなる。もちろん、そうしたからといって不快な状況が完全にはなくなるわけではないが、不快な状況からでもいいほうになるものが得られることがわかれば、不快な状況を受け入れやすくなるだろう。

このように、出来事をいいほうに解釈する習慣は、自分にとって常にプラスになる。どんな悩みや不安にも、あなた自身が参加しなければいいだけの話だ。

「よし、朝だ！　新しい日が始まった！」と言うのも、「あーぁ　朝か……」と言うのも、あなた次第。

いいほうに解釈して対処していけば、そのときは不快な状況だとしても、そのときの努力や試み、体験は後日、何らかのときに役立つものである。

関東大震災をきっかけに東京の耐火建築が進歩し、１９８７年のブラックマンデーの株価大暴落をきっかけに株価下落のサーキットブレーカー制度がつくられ、そして２０２０年の新型コロナウイルスの大流行でウェブ会議や在宅勤務制度が普及する、など考えてみればいくつも実例がある。

▼△▼△▼

人づきあいで悩む人へ

人付き合いは「腹六分」でいい

歌手、俳優として活躍している美輪《みわ》明宏《あきひろ》が『楽に生きるための人生相談』（朝日新聞出版）の中で言っている。

「友人関係がなかなか長続きせず、将来が不安」という男性学生の悩みに対し、美輪明宏は、「いつまでも付き合える人は一生に何人も出てこない」「親友なんて一人できればいい方」としたうえで、「人間の付き合いというのは、『腹六分』がちょうどいい」と回答している。

作家の三島由紀夫《みしまゆきお》との交友関係は18年に及んだが、三島が年末年始の挨拶をしに美輪の家に来たのは、切腹事件の直前を含めてたった2回。でも、このように「つかず離れず」の関係こそが、大人の友情として健全なのだ、というのが美輪明宏のメッセージだ。人から好かれたい、もてたい、頼りにされたい、と思うのは無理のない誰もがもつ願望だ。

しかし、そのためのつきあいが多くなるにつれて、大変なことも増えていく。まず、自分の時間がなくなっていく。本来、自分がやりたかったことをする時間がなくなって、焦《あせ》ってしまう。

他人とのつきあいでストレスを抱えることになる。おまけに、これだけつきあったから好かれるかと期待しても、意外に他人の評価は低かったりして、愕然《がくぜん》とすることも少なくない。

だったら、そんなにたくさんの理解者をつくる必要はないのでは？

だから、人づきあいは「腹六分」でいいのだ。心地よい時間だからこそ「ほどほど」にしたほうが、相手と慣れ合いにならず、よい関係を保ち続けられる。

年をとっても人づきあいが多すぎると、友人の葬式にばかり出ざるを得なくなる。

前向きで明るい友だちとのつきあいのみ残して、肝腎《かんじん》の毎日の生活をもっと大事にしておくべきではないだろうか。

▼△▼△▼

ワクワク感を失わないために

いつまでも子供の気持ちを忘れちゃいけないんだと思う。

運動会に行くあのワクワク感とか、それはどんな舞台でも試合に行く感覚と一緒だから。

少しでもひねくれると何でも物事面白くなくなってくると思うし。

それが今のプロとしての僕の今の生き方だと思うんで。

水泳界のレジェンド、北島康介《きたじまこうすけ》が言っている。

北島康介は、アテネオリンピック並びに北京オリンピック100メートル平泳ぎ、200メートル平泳ぎの金メダリストだ。

みなさんは子どものころのワクワク感を覚えていますか？

遠足に行く前の晩、クリスマスの夜、まさに体がしびれるようなワクワクした幸福感を思い出すのでは？

私もプラモデルを買ってもらったこと、書道展で表彰されたこと、家族旅行に行くなど、うれしい場面や晴ればれする場面で、ワクワク感を確かに感じてきた。

しかし最近じゃ、子どものころに感じたほどのワクワク感がなくなってしまった。ハラハラ、ドキドキの場面なら多いけれど。

生活のために働く、心に余裕がない、他人まかせである、働く目標がない、自分を責める、などはワクワクしない典型的な理由だ。

能動的に仕事に向き合い、仕事に小さな楽しみをつくり、新しいことに挑戦し、時間の余裕を勝ち取って一見無駄なことが自分の意志でできれば、また、ワクワク感が復活してくる。

プラス思考になれば、アドレナリンやドーパミン、エンドルフィンといった脳を活性化させる神経伝達物質が出て、エネルギーがあふれ出す。へこたれないで続けられる。

ワクワクしながら「今度の仕事は絶対に成功させる！」と脳がプラス思考の状態であれば、その仕事のためにたとえ徹夜をしてもつらくない。仕事にやりがいを感じて、充実感で満たされてくる。

みなさん、最近、ワクワク感はありますか？

▼△▼△▼

弱気になったときどうすればいいか

弱気になったとき、まず一ヵ月後の自分を想像してみる。

それが自分の好きな姿だとしたら、そのために何をするべきかを考える。

そうすれば、少なくともその日までは目的意識を保ち続けることができる。

元プロテニスプレーヤーでスポーツ解説者の松《まつ》岡《おか》修《しゅう》造《ぞう》の言葉だ。彼は、こうも言っている。

「僕は消極的で弱い心に流されてしまう子でした。テニスで勝ちたいという目標があったから、挫《くじ》けそうになるたびにもがき、必死に自分を変えてきた」

いつも元気はつらつで、強気に見える松岡も、自己変革を必死に行ってきたようだ。

世の中はなかなか思い通りにはならないものだ。

しかし、大人になったら、そんなことぐらい了解済みでなければならない。世の中のことがすべて思い通りになると思っているのは、子どものときだけだ。泣けば、親が右往左往して面倒見てくれるから。しかし、だんだん親も構ってくれなくなり、外で他の子どもたちの中に交じることで、自分の思い通りにならないことをだんだん体験していく。そのことに腹を立てても、他人を嫉妬《しっと》しても、どうにもならない。

できるのは、自分でできることを伸ばしていくことだけ。

でも、こうしたいと思っても、そこまでいくには長い長い時間がかかる。やっぱり、ダメだと弱音《よわね》を吐くこともあるだろう。

弱音を吐きたくなったら、どうするか。

松岡は、弱気を乗り越えた先の1ヵ月後の自分を想像してみるんだと言う。

さすが、一流人は強いですね。

私は1ヵ月先まで想像するほど、意志がもちません。えっ？　それでどうしているかって？

私はとっておきの4つの方法を用いている。

①ミントをなめる（ミンティアメガハードという直径1・5センチ大のミントを3〜4個、口に放りこむ）

②コーヒーを飲む

③足つぼ台で足裏をぐりぐり刺激する

④数分間体操や散歩をする

これら4つの武器を次々試せば、しばらく疲労・睡魔・集中力低下・意欲減退から逃れられ、仕事を続けられる。この「武器」で自分の怠け心を抑えて、もう数十分間〜数時間だけ長く仕事を続けて多くの成果を上げてきた。そして1日3回はこれらで「限界」と闘うことを日課にしている。

運動を開始するとすぐにやる気物質であるドーパミンが分泌される。ドーパミンには、記憶増強効果や学習強化効果もある。継続的な運動によって、ドーパミンニューロン同士の結びつきが強まり、さらにやる気がアップする。

4つともやっても効果がない場合は、潔《いさぎよ》く仕事を中止し、十分休む。

第2章　ぶれない自分に

▼△▼△▼

自分にもっと期待する

他人の期待には、別に耳を傾けなくていい。

あなたの人生なのだから、自分自身の期待に応えればいいんだ。


アメリカのプロゴルファー、タイガー・ウッズが言っている。

歴代2位のメジャー選手権優勝15回、史上2人目のトリプルグランドスラム達成、生涯獲得賞金額1億ドルを突破し歴代1位のプレーヤー。

タイガーは30歳の2005年までは順風満帆だったのだが、2006年の父親の病死以後は、左膝の手術、交通事故、スキャンダルなどで沈黙した。2019年、14年ぶりのマスターズ優勝は記憶に新しい。

いろんな期待を背負って、いろんなことを起こしてしまったタイガーの言葉だけによけい重く感じる。

「蓼《たで》食う虫も好き好き」というように、人の好みはそれぞれで、一概には言えない。当然、人の意見もさまざまで、それぞれ勝手な意見や期待を話す。必ず違う意見や期待が出てくる。

あらゆる人々を喜ばせることはできない。

あらゆる人に合わせようとすれば、結果的に、万人向けの特徴のないものになってしまい、自分らしさが失われる。

批判を気にするな。

他人の決めた物差し（基準）に従うな。

他人の人生を生きることはもうやめにしよう。

そうすれば、自分の人生の責任は素直に自分で負う気構えができるだろう。

「過去のせい、誰かのせい」を捨てたときから、人生は好転する。――ウェイン・ダイアー（自己啓発の著作家）

成功とは、自分の達成度のことだ。他人を気にする必要はまったくない。――イアン・ソープ（水泳選手）

自分で変えられないものを受け入れて、変えられるものを変えていくしかない！――高《たか》橋《はし》大《だい》輔《すけ》（フィギュアスケート選手）

一流のスポーツ選手は種目にかかわらず、同じことを言っているのは興味深い。一流の学者に目を向けても、やはり同様のエールを贈っている。

自分の人生の主人公になりなさい。あなたは人生で自分の望むどんなことでもできるのです。――プラトン（古代ギリシャの哲学者）

人生が困難なのではない、あなたが人生を困難にしているのだ。――アルフレッド・アドラー（フロイト、ユングと並ぶ心理学者）

人生は、できることに集中することであり、できないことを悔《く》やむことではない。――スティーヴン・ホーキング（イギリスの理論物理学者）

▼△▼△▼

強いメンタルの手本

自分が信じたことを貫け
そして泣いて、泣いて、強くなれ
壁があったら殴って壊す。道が無ければこの手で作る
ライバルに差をつけたいのなら、環境を変えて欲しい
なんだかんだ言っても一度ぬるま湯に浸かってしまうと、なかなか抜け出せない。
だから、「何か物足りない」と思ったら、
自分のことを知らない環境に飛び込んで行ってほしいと思う
世界一になるには世界一の努力が必要だ
なんで他人が俺の進む道を決めんねん。自分の道は、自分が決める
地位や安泰《あんたい》なんて考えるようだったら、今の僕はない
未来が誰にも分からない中で、どれだけ自分を信じてやれるか

結果を出して大言を吐くのは普通
結果を出す前に、結果を出す自分を想像できるからこそ大言を吐ける
自分の夢、そんなに簡単に諦《あきら》められるかって話でしょ

プロサッカー選手の本田圭佑《ほんだけいすけ》はいつも、ハッキリとした物言いで自分を追いこんでいる。目標を公言すれば周囲からプレッシャーをかけられてしまうのに、それに打ち勝てるだけの強いメンタルをもっている。

たとえ挫折《ざせつ》したとしても、それは成功するために必要なものだったんだと切り替えられる前向きさ。元気の出ない人にぜひ伝えてあげたい精神性だ。

本田には、

「挫折は過程。最後に成功すれば、挫折は過程に変わる。だから成功するまで諦めないだけ」

という力強い言葉もある。

▼△▼△▼

自分をほめるのは自分

世の中にたった一人しかいない自分の生き方にこだわること。


元マラソン選手の有森裕子《ありもりゆうこ》の言葉だ。

有森裕子はバルセロナオリンピックで銀メダル、アトランタオリンピックで銅メダルを獲得した。バルセロナオリンピックで銀メダル獲得後、足底筋膜炎や、小出義雄《こいでよしお》監督やチームメートとの軋轢《あつれき》などもあってスランプに陥《おちい》った。

「なぜ走り続けるのか」ということに答えが出ず、苦悩する時期が続いて、マラソンはしばらく走れなかった。

そのころはよく、机の引き出しにしまっていた銀メダルを何度も見つめては「ごめんなさい」とつぶやき、メダルに向かって謝りながら泣いたこともあったという。さらには「もう死んでしまいたい」と、真剣に思い詰めたりしていたらしい。

それでも「このまま選手生活を終わらせたくない」とも考えていた有森は、1994年、足の踵《かかと》の手術成功をきっかけに、ふたたび走ることへの意欲をもち、次の1996年開催のアトランタオリンピックにも女子マラソン代表になり、みごと銅メダルを獲得する。

ゴール後のインタビューで、

「メダルの色は、銅かもしれませんけれども…、終わってから、なんでもっと頑張れなかったのかと思うレースはしたくなかったし、今回はそう思っていないし…、初めて自分で自分をほめたいと思います」

と涙ながらに語った姿は、感動を呼んだ。

まじめな子どもに限って、担任の先生のお気に入りになろうとして、「いい子」を演じがちだ。

ひとりの先生とのつきあいなど一時的なものであり、つぎつぎと替わる別の先生のお気に入りになろうとして、結局疲れてしまう。そんな無垢《むく》な子どもがいかに多いことか。先生の代わりに、母親、父親のお気に入りになろうと頑張る子どもはもっと多いだろう。

いつのまにか、自分の人生ではなく、他人の人生になってしまう。

誰のためでもない、自分のための人生を自分の意志でつかみとることこそ、幸福への道であるとつくづく思う。

▼△▼△▼

心のエネルギーを浪費しない

ネガティブな人を避ける

私がよく引用するジェリー・ミンチントンが『自分の価値に気づくヒント』（弓場隆訳、ディスカヴァー携書）で言っていることだ。

朝の目覚めにテレビや新聞のニュースを見ると、トップ記事は、たいてい不景気、犯罪、戦争など、いやな話題だ。

一日のはじめにこんなニュースを見てしまうと、せっかくの新鮮な心が滅入ってしまうので、私は目覚めにテレビや新聞のニュースを見る時間は長くならないように気をつけている。

つきあう人の場合も同様だ。

いつも陰気な顔をして口を開けば不満を漏《も》らす人は誰の周りにもいるものだが、その日がなんとも憂鬱《ゆううつ》な日になりかねない。

不満や不幸話をしたがる人はたいてい自分のことばかり考えている。しかも厄介《やっかい》なことに本人は自分の不満や不幸を誰かに話して共感してもらうことに幸せを感じている。

解決できそうな内容だったら相談にのってあげればいいだろうが、もし解決できない不満や不幸、あるいは本人が解決しようとしない不満や不幸話ばかりする人だったら、避けたほうがいいだろう。

あなたが我慢して聞き役になってくれるのがわかったら、その人はもっと聞いてもらえると思い、ますます愚痴《ぐち》を言う。そんな愚痴を聞かされたらこちらも気が滅入る。あなたの心のエネルギーと貴重な時間を減らすだけだ。

「だって、そういう人が周りにたくさんいるんだから仕方ないんです」と言うあなた。いい人に見られたいと思って、自分を抑えていませんか？　あるいは、類は友を呼ぶとも言う。あなた自身に似た傾向があるのかもしれない。

ネガティブな人とは距離をとろう。無理につきあう必要はない。「あなたはネガティブだからポジティブになりましょう」などと進言してはいけない。最悪の人間関係になるだけだから。

相手がポジティブになりたいと思わない人には進言するだけ無駄なのでやめたほうがい

い。むしろもっと愉快な友人を探したほうがいい。

▼△▼△▼

大人になるということ

他人に期待しない

もう一つのジェリー・ミンチントンが『うまくいっている人の考え方　完全版』（弓場隆訳、ディスカヴァー携書）の中で言っている言葉だ。

幼い子どもは、何をやるにしてもいつも「ねえ、ママ、みててね！」と、親に見ていてもらうことを期待し、「わあ、すごいねえ。○○ちゃん、すごいねえ！」と親にほめてもらうことが、心の支えになる。

子どもをもつ親になると改めて、子ども時代は夢のようないい時代だったと気づく。

なぜなら、大人になるにつれて、他人はあの日のママほどはあなたに関心をもっていないことに気づくから。頑張って周囲の人の2〜3倍くらいの成果を出さないと、他人は箇単に評価してはくれないことに気づくから。

他人はあなたにそれほど関心はなく、あなたは他人にそれほど期待してはいけないということを理解することが、大人になることだと言っていいかもしれない。

「自分がこれだけ頑張っているのに、他人からきちんと評価してもらえない」と不満を訴えるあなた、実のところあなただって、他人のことなどそんなに熱心に見ていないでしょう。

大人になることのもう一つは、他人が自分とほとんど同じ考えや行動をとることはむしろ少ないことに気づくこと。

子ども時代はそれがわからず、なんでも自分の思い通りになるものだと誤解して、意のままにならないと泣き出していた。今でもその名残のある大人は、他人が意外な行動をとると、腹を立てたり、がっかりしたり、心配になったりする。

他人はきっとあなたと同じ考えや行動をするはずだと期待してはいけない。

そんな確率はせいぜい半分程度だと思っていよう。

理由は簡単。あなたの行動があなたの周りの環境やあなたの人生経験の組み合わせによって形成されるように、他人の行動もその人なりの環境や人生経験によって形成されているから。

あなたはそこまで他人のことを知らないでしょう？

他人に期待するということは、他人の意見や世間の常識に縛《しば》られるということだ。

私たちの持ち時間は限られている。

他人の意見という雑音に、自分自身の内なる声をかき消されないようにしよう。

そして最も重要なことは、自分の心と直感に従う勇気をもつことだ。

あなたが正直に心でわかっている本当になりたい自分をめざして、実行すればいいだけだ。


自分自身の計画で空白を埋めなければ、他の誰かの計画に組み込まれるしかないんだよ。

——ジム・ローン（起業家）

▼△▼△▼

人と違う存在になる

かけがえのない存在になるためには、常に人と違っていなければならない。

ココ・シャネルはフランスのデザイナー。ファッションブランド「シャネル」の創業者で、20世紀を代表するファッションデザイナーの一人。女性の社会進出に貢献してきた彼女の言葉だ。

私は幼稚園に行くのが、いやだった。高校中退や大学中退の人には会っても、幼稚園中退の人には会ったことはないのでは？（希少価値だ！）私はその幼稚園中退だ。（どうだ、文句あるか！）

なぜって、幼稚園でのお絵かきの時間に、4本足のアリの絵をかいたら、先生たちに嘲笑《ちょうしょう》されたこと（少なくとも私はそう感じた）、無理やりダラダラした踊りをみんなで一斉に踊らされたことに、どうしても我慢がならなかったんだ（大阪府立登美丘《とみおか》高校ダンス部のバブリーダンスだったら喜んで参加していただろうが）。

父が申し込んでいた住宅用の土地がたまたま抽選であたったので新居をつくり、9月に引っ越しすることになって、その幼稚園をやめることができた。もちろん、幼稚園同士連携しているので引っ越し先の幼稚園に連絡が入り、そこの園長がクレパスと画用紙をお土産に新居に来て、「幼稚園においで。とても楽しいところだよ」と私を誘ったが、トラウマのあった私は頑《がん》として首を縦に振らなかった。

そのとき、「まあ、幼稚園は義務教育でないし、行きたくなければ行かなくていいよ」と両親が通園を強制しなかった。このことを今でも感謝している。

それから翌年４月に公立小学校に入学するまでの半年間は、バラ色の人生そのものだった。だって、結果を期待されずに、ひたすら好きなことに没頭できる時間だったから。しかも、家ではやさしい母にいつでも会える。この半年間、庭先で昆虫を日がな一日眺めたり、絵本をひたすら読みまくるなど、至福の時を過ごした。

他人と自分を比べずに、自分の気持ちを大事にするという姿勢は、このときに決定的になったのではないかと思う。

後日、息子が「幼稚園に行きたくない！」と、トイレに鍵《かぎ》をかけてたてこもったときには、「親子の血」を感じ、強く叱れなかった。

どうしたら自分が幸せになれるのだろうか？

慶應義塾大学の前野《まえの》隆司《たかし》教授によれば、幸福度を高める４つの因子とは、①自己実現と成長、②つながりと感謝、③前向きと楽観、④独立とマイペース、だそうだ。

４つ目は人の目を気にせず、人との比較に陥らず、本来の自分のままに行動できる人が幸福なのだという。さらに、これらの４つの因子はどれか１つだけ突出していてもダメであり、４つの因子がそろってこそ、幸福度は増すそうだ。

他人と同じことをやっていれば安心といえる時代は終わり、自分が他人とどのように違うのかが売りになる時代になった。職場や地域での生き残り方法も同様だ。

環境がどのように変化しても誰かが対応できるように、職場や地域に日頃からなるべくユニークな人材を配置しておき、いかに臨機応変に上手に生かすかが問われる時代になってきた。

▼△▼△▼

自分の個性を再発見

人は本来、個性という宝物をひとつずつ持って
この世界に生まれたはずなのに
いつのまにか自分らしさを見失い
学校や家庭や職場で求められる偽《いつわ》りの自己像に合わせ
つまらない自分になってしまう。
あなたがつまらなければ

友達だって仕事だってつまらないに決まっている。
まずあなたがあなたらしく
魅力的にならなければ始まらない。

これは総合格闘家、須藤元気《すどうげんき》の名言だ。

昭和30〜40年代のころの町内会での仲間意識は強かった。小学校に行くにも、班ごとに呼びかけて集団登校したり、夏休みは毎朝、ラジオ体操をしたものだ。

あれから50年。昭和から平成を経て令和の時代になった。昭和の町内会では、各家庭の人々の名前や家族構成、職業、性格までなんとなくわかっていた。令和の現在、町内会組織は崩壊寸前。顔がわからない、ましてや職業、性格などさっぱりわからない。

メディアによって画一化が進み、流通も加速して、日本全国どこに行っても似たような風景で、似たような服装をした人たちがいる。

情報が発達すると、多くの人が一つの価値観に向かって突撃するようになり、当然のことながら、そこで勝ち抜くのはかなり困難になってきている。

私たち自身の個性は50年前も今もあるのだが、今ではとても見えにくい時代になった。

「世界に一つだけの花」という曲がはやったのも、そのような現状に疲れたということが背景にあるかもしれない。

自分の個性は何か？　よくわからない人は親に聞いておくのもいいだろう。生まれたころの性格や特徴はその後もあとを引きやすいから。しかし、個性そのものは特別な天才でない限り、はじめはあまりわからないのが当然かもしれない。

しかし、個性をあとからでもつくり出すことはいくらでもできる。

個性はいろんなことにチャレンジしたり、極《きわ》めたりしてもできてくるものなので、自分の個性がわからない人は、これからいろいろやってみるのがいいだろう。学校や家庭や職場で求められる偽りの自己像に合わせてきた、まじめな努力の結果がこれなのだ。今から、自分を取り戻そうではありませんか！

▼△▼△▼

手持ちのカードを最大限に生かす

ほかの誰かではなく、自分自身の最高を目指すべきだ。

１９３９年に世界初のカラー映画として上映された「オズの魔法使い」のドロシー役で有名なアメリカの女優、ジュディー・ガーランドの言葉だ。

彼女は容姿にコンプレックスをもっていたそうだ。

「えっ！　あの人でもそんな悩みがあるの？」と驚かされる。ハリウッドの美男美女の間で比較してしまったら、そうなるのかもしれない。

誰にだって、自分の力ではどうすることもできないことがある。

自分ができることは配られたカード（才能、容姿、境遇など）を最大限引き出す努力だけだ。「人類みな平等」と誰かが言っていたが、私たちは顔つきや背格好が異なるのと同様、能力も環境もみな違う。むしろ人生は不平等だ。

これは認めなくてはいけない。認めないと、あとでさまざまなトラブルのもとになる。すなわち、私たちに配られたカードは各自異なる。

私たちができることは、そのカードの力を最大限引き出す努力をするだけだ。それは他人の真似をすることではない。なぜなら、自分と他人のもっているカードは違うのだから、自分は他人と同じことは事実上できないからだ。出来あがりは他人とは異なるものでなければならないはずだ。

東京駅、新宿駅、横浜駅などの巨大ターミナルを行き交う膨大《ぼうだい》な数の人たちを見るたびに思うことがある。みんなそれぞれの目的に向かってそそくさと歩いている。誰もが成功を夢見ているのだろうが、席数に限りのある同じ種類の指定席に向かっていたら、席につけない膨大な人が出て、多くの人にとっても社会全体にとっても大変な不幸、損失になる。だから、それをやめにして、それぞれの独自の目的、目標に向かっていくことがそれぞれの幸せにつながるのだ。

特に定年を迎える読者のみなさん、これまでずっと他人と比較してきたのかもしれませんが、もうそういうことはやめましょう！　もう他人と比較しなくていいので、自分自身のやり残したことを行うようにしてみましょう。それが「自分自身の最高」になるのではないでしょうか。

▼△▼△▼

ハンディにも活路を見出す

ネガティブなことを考えるより、その間にできること、言い方をかえればその間にしかできないこと、それを自分なりに見つけて毎日取り組むべきじゃないかな。

田臥勇太《たぶせゆうた》は日本人としてはじめてアメリカNBAのコートに立ったバスケットボール選手だ。田臥がこう言っている。

人間なら誰しも、調子の波やスランプに悩まされる。そんなときこそ、自分の弱点が目立ってくる。特に、体の大小など、自分でどうにも変えられないところが気になると大変だ。

スポーツでは特に体の大小は決定的に見える。

オリンピックのモットーとして、「より速く（Citius）、より高く（Altius）、より強く（Fortius）」という標語がある。特にバスケットボール、バレーボール、野球のピッチャーなど特定の競技では、身長の高さが有利となる。しかし、だからこそ、体格面でハンディを背負う選手やチームが奮闘し、時には番狂わせを起こすところに、スポーツの醍醐味《だいごみ》があり、大きな感動を呼ぶわけだ。

たとえば、メジャーリーグのイチローはチームの選手に交じると子どものように見えたが、身長は175センチあった。それに比べ、田臥勇太の身長は173センチと小柄。ちなみに、八村塁《はちむらるい》の身長は203センチ、渡辺雄太《わたなべゆうた》は206センチ。

バレーボール選手の竹下佳江《たけしたよしえ》は159センチ。オリンピックに3度出場し、2012年のロンドンオリンピックでは銅メダルを獲得した世界最小・最強のセッターだ。

ラグビー日本代表の田中史朗《たなかふみあき》は166センチ。相撲界では「技のデパート」といわれた舞《まい》の海秀平《うみしゅうへい》は171センチ。

ハンディをハンディ、ネガティブなことと考えずに、努力を続け、工夫を重ねることで、驚くほどのプレーができるようになる。

背が低いなどということで不必要に落ちこんでいる子どもがいたら、そんなことで悩んでいてはもったいないということを教えてあげたい。

▼△▼△▼

他人の意見や評価が気になる人へ

他人が君に期待を寄せたり、ネガティブなことをとやかく言うのをいちいち受け止めていたら、何の結果も生み出せないだろう。

バスケットボールの神様、マイケル・ジョーダンの言葉だ。

他人の意見や評価はあなたの思い通りにはならないものだ。他人があなたをほめてくれるかどうかは、結局他人の勝手である。

私たちは、学校でも、職場でも、常に他人（先生や上司も含む）から評価を受けている。もちろん、あなたに対する他人の評価がまったく気にならないかといえば、気になるのは当たり前だと思う。

しかし、他人の意見や評価は他人が決めること。他人が多くなればなるほど、意見や評価は割れてくる。そんな意見や評価を気にしていたら、何も行動できなくなるのは自明だろう。

他人の口癖には、「世間ではこうなっている」「みんながしている」「みんなが言っている」などというフレーズがとても多い。でも、世間って誰のこと？　みんなって誰のこと？

そんなものはないんだ。だって、他人は他人。他人はたくさんいて、それぞれ意見や評価が違うんだから。

だから、他人の意見や評価は、ある程度以上は気にしても仕方がない。

しかも、他人の意見や評価なんて、どんどん変化する。たとえば、画家のゴッホだって、夏目《なつめ》漱石《そうせき》だって、宮沢賢治《みやざわけんじ》だって、生前はそれほど高く評価されていたわけではない。他人の評価なんて、そんなもんだぐらいに思っていたほうがいいんだ。

一つだけ確かなものがある。それは、あなたの意志で何とかなるのは、他人の意見や評価に対するあなたの態度だ。

あなたは、他人の意見や評価に動じず無関心であればいい。あるいは、あなたは他人の意見や評価が何であっても、いいほうに解釈すればいい。あなたが幸せに感じるのも、不幸に感じるのも、そういう感情はあなた自身の考え方、見方を深めることで選び取ることができるのだ。

▼△▼△▼

「自己効力感」を高める法

自分は幸せになれると信じる

たびたび登場のジェリー・ミンチントンが、『うまくいっている人の考え方　完全版』(弓場隆訳、ディスカヴァー携書)の中で言っている。

あなたは、現在の年齢まで無事に生き延びてきた。生物学的にはそれだけで奇跡のような出来事であり、今のままで幸福を感じていてもいいはずだ。さて、あなたは、自分の生活の質、仕事、人間関係、家庭環境について幸福を十分感じているだろうか。

特に40～50代は、人生の上でいちばん幸福感が低い時期だそうだ。仕事では中間管理職で上司と部下の板挟み、家庭では子どもたちが思春期、進学の問題の時期だったりするからかもしれない。

ただ、私たちの置かれている状況は、実は偶然のものではない。

なぜって、私たちは、無意識のうちに自分にふさわしい人間関係や状況に自分を参加させているからだ。

自分にある目標を達成する能力があると思っている「自己効力感（セルフエフィカシー）」の高い人は、うまくことを乗り切って幸福感が高いのに対し、自己効力感の低い人は努力も長続きせずに、達成感も少なく、幸福感も低くなる。

自己効力感を高めて人生を好転させる方法として次の９つの方法がある。

・プラスもマイナスもすべてひっくるめて自分自身を受け入れる

・ネガティブな感情を抑えすぎない
・いやな人から距離をとる
・肯定的に受け止めてくれる人や言葉と接する
・肯定的な言葉を吐く
・他人の思いより自分の思いを優先する
・小さな達成感をたくさん得る
・うまくやれない自分を許容する
・音楽で気分を切り替える

以上9個すべてをやれなくても全然ＯＫだ。取り組みやすいものから実践してみよう。自己効力感を高めて、目の前の課題に意識を集中しよう。自分はもっと幸せになるに値する人間だと心から確信できれば、あとは簡単。幸せを生み出すために必要な、安全で合法的な手段をとればいいだけだ。

真の意味で幸せをつかむためには、しょせんは他人の価値観にすぎない社会的評価から自由になり、自分独自の「勝利条件」を見出さなければなりません。――為末大《ためすえだい》（元陸上

競技選手）

金メダルを取るためのレースは意味がない。自分自身との戦い、誰もが心の中に抱えている目に見えない戦いこそが最も大切なものなのだ。――ジェシー・オーエンス（ベルリンオリンピックで4冠を達成したアメリカの陸上競技選手）

スターの座にいることは、僕にとっても皆にとっても、いずれどうでもいい事になるだろう。最後には自分が下してきた決断を振り返るだろう。――マット・デイモン（俳優）

世界的なスポーツ選手も俳優も、自己効力感を高めることの大切さを説いている。

▼△▼△▼

「負」に対する免疫をつくる

弱い負荷《ふか》しか体験したことのない人間は、強い負荷に耐えられない。

「負」に対する免疫を作るためにはどん底を恐れてはいけない。いやむしろどん底をともにすべきだ。

スポーツ庁長官で、元ハンマー投げの選手である室伏広治《むろふしこうじ》の言葉だ。アテネオリンピックで金メダルを受賞した。室伏は、やはりハンマー投げの選手だった親譲りの、見るからに精悍《せいかん》な顔つきと身体つき。意志の強い人だと一目でわかる。

挫折し、どん底を経験することは人間を成長させるが、立ちあがれない人もいるだろう。どん底を経験しても、くじけずにそこから立ちあがれる人間に共通しているのは、前項でも述べた自己効力感が高いことだといわれている。

親に愛情を注いでもらった子の自己効力感は高いが、過保護に育てられた子では自己効力感は上がらないという。

たとえば、親が子どもにケガをさせないように、少しでも危険なことをしようとすると止められたり、チャレンジできない環境では、弱い負荷しか体験できないため、「自分にはこれができる」という確固とした自信がつかない。

自己効力感は特に自分が決めたことを達成できると高まっていく。過保護に接するということはある意味、「あなたにはそれができない」という裏返しのメッセージにもなる。

自己効力感が低いと、「自分はダメだ」と思わざるを得なかったり、自分を認められないので毎日とても息苦しい。自信を持てないので漠然とした不安感も強くなる。

自分を自分でなかなか認められないと、同じように他人も認めるのが苦手になる。

他人をほめるのが苦手だと、コミュニケーションもうまくいかない。

「可愛い子には旅をさせよ」というのは、有名な故事ことわざだが、今でも通じる子育て法なのだ。

▼△▼△▼

ワンフレーズが人生を支える

人生の転機はいつもたった一行の言葉だった。

文筆家の千田琢哉が『学校で教わらなかった20代の辞書』（ぱる出版）で言っている。

たったワンフレーズが、人の人生の指針になり、生き方を変えるきっかけになる。

私の場合も、ワンフレーズが人生をいつも支えてきた。

小学生から大学を卒業するまでは「人生は今である」。

医師になってからは「日々研鑽《けんさん》」。

結婚して子どもと暮らしてからは「感謝」。

教授になってからは「刮目《かつもく》して相待つべし（人の進歩や成長を待ち望む）」。

これらを毎日唱《とな》えて生きてきた。

私はリハビリや介護の講演をしたり、本を執筆する機会が多い。

「先生と同じ問題を抱えていたんですが、先生の話や著書で解決のカギが見つかりました。ありがとうございました」と言われることもある。

もちろん、このようにうまくいくときばかりではない。

言葉がうまく伝わらず、素通りしたり、意図に反して曲解されることもある。

こういう場合は、私自身の表現の稚拙《ちせつ》さや独りよがりの部分があるのかもと思い、自戒することもたびたびだ。

ワンフレーズの言葉には、受け手の感受性のようなものが関係するように思う。特に、実体験の少ない相手には伝わりにくく、経験豊富な人や同じような問題で悩んでいる相手にはよく伝わるようだ。

医療従事者は基本的に病気やケガ、障害で苦しみ、救いを求めている多くの人たちと接するわけで、彼らこそ言葉を大事にしてほしいと思う。

もう人生の転機などないよ、老兵は消え去るのみというあなた、あなたこそまさに円熟期に入ったんだから、若いときに読んだ本でも読みなおしてみれば、作家の気持ちや思考に、若いときにはない共感を得やすい年代だと思う。

あるいは、あなたのお子さんやお孫さんたちに、あなたの素敵なワンフレーズを伝えてはいかが？　代々語り継がれていくかもしれません。

▼△▼△▼

自分が人生の主役になる！

人生の勝者は、常に「できる」「しよう」「私は〜である」という観点で考える。一方、敗者は目覚めている間ずっと、「すべきだった」「やるはずだった」「できない」ということばかり考えている。

アメリカの作家でありコンサルタントでもあるデニス・ウェイトレーは、『成功の心理学』の著者でも有名。その彼の言葉だ。

勝者と敗者の使う言葉は異なる。

勝敗が人の考え方を変えるのではなく、考え方の違いが言葉にあらわれ、その言葉が勝敗を決めている。

終わったことを「すべきだった」「やるはずだった」「できない」と後ろ向きにつぶやいても結果を変えることはできない。

しかし、「できる」「しよう」「私は～だ」という前向きの言葉をつぶやくだけで、考え方が前向きになる。

そして、考え方が前向きになれば、行動も前向きになる。

行動が前向きになれば、目的が明確になり、当然結果がついてきて、あなたの世界が変わるのだ。

前向きな言葉が前向きな心をつくり、それで自分の思うように変身できるのだ！

自分で平坦な毎日をドラマチックに変えることで、今度こそ人生の主役になれる！

▼△▼△▼

顔も体も正直

性格は顔に出る、生活は身体に出る

作者は不詳だが、ストレートすぎるほどの力のある言葉だ。

似た言葉には、あなたもよくご存じの第16代アメリカ大統領リンカーンの、

「40歳を過ぎたら自分の顔に責任を持て」

がある。リンカーンが閣僚を選ぶ際、推薦人からある人物が「大変有能な人であり、是非に！」と推薦された。ところが、彼と会ったリンカーンは「顔が悪すぎる。40歳を過ぎたら自分の顔に責任を持ちなさい」と言ったとされている。

人間、40歳を過ぎれば、その人の品性や知性、考え方がそっくり顔にあらわれるそうだ。

どのような人生を歩んできたのか、つまり、毎日何を考え、どう行動してきたか、それらの積み重ねによって内面で育まれてきたものが、「顔」に滲《にじ》み出てくる。怖いですねえ。

思いやりのある人は、やさしい顔に。

明るく前向きの人は、ほがらかな顔に。

意志の強い人は、しっかりとした顔に。

性根《しょうね》の悪い人は、悪人顔に。

確かに、ニコニコ顔の人が病気や不況を機に夜叉面《やしゃめん》のようになったり、過酷なビジネスの最前線で鬼のような面相の人が引退すると好々爺《こうこうや》のようなやさしい面持《おもも》ちになることはよくある。

自分の心持ちが変われば、「顔」を変えることもできるのは確かだ。

人は誰しも失敗する。失敗したときにどうするかで、人の価値がわかる。

やっぱりダメかと諦める人は、それまでとなる。そこで諦めずに再挑戦してみたり、つまずいた原因を修正して挑戦する人に、私たちは魅力を感じる。

さて、身体つきはどうか？　言うまでもない。顔よりもはっきり生活が出てくる。


肉体は隠すためじゃなく、見られるためにあるのよ。——マリリン・モンロー（女優）

どんなに美味しい食べものでも痩《や》せているという快感にはかなわない。——ケイト・モ

ス（モデル）

もし太りたくないなら、食べ物のない子どものことを考えなさい。そうすれば、太るほど食べられません。――オードリー・ヘップバーン（女優）

今の自分に磨《みが》きをかけて最大限に輝くか否《いな》かは、すべて自分次第だ。

▼△▼△▼

不満の分かれ道

努力する人は希望を語り、怠《なま》ける人は不満を語る。

井上靖《いのうえやすし》は、『氷壁』や『風林火山』など、現代から戦国時代まで多くの小説を発表した作家だ。

週明けの職場ではつらつとした顔と曇った顔がある。

はつらつとした顔は、充実した趣味や家族との生活を楽しんできた人、週末も研究してよい結果が出た人、論文を書きあげた人だ。曇った顔は、週末特にこれといって楽しいこともなく、寝すぎたり、前の週の仕事をもち越して追い詰められて「忙しい」という人だ。

不満をもつことは、進歩するためには欠かせない。不満が進歩のエネルギーとなるから。しかし、いつも不満を語っているばかりでは、進歩しない。一歩も前進しないから。

現状分析をすれば、分かれ道にたどり着く。

「どうすればできるかという解決策」を考える道と、「できない理由」を考える道だ。

前者は努力する人の道であり、後者は怠ける人の道だ。

どちらの道を選ぶかで、ゴールはまったく別になる。

不満をもつときに、できない理由探しに終始するのではなく、「どうすればできるのかという解決策」という一点に絞《しぼ》って考えれば、まったく別の道が開けてくる。だから、うまくいかないことを環境のせいにしてはいけない。環境なんて自分で変えることができる場合が多いのだから。

しかも、解決しようという前向きな熱意は周囲の人に伝染する。一方、できない理由を環境のせいにする怠惰《たいだ》も周囲の人に伝染する。

類は友を呼ぶのだ。だから、いつもエネルギーであふれ、前向きな考え方ができるポジティブな人とつきあうようにしよう。

▼△▼△▼

未来は今の一瞬一瞬の中にある

人生は今である。


出典は残念ながら思い出せない。

なぜって？　実は、私が10歳ごろ、小学生のときに出会った言葉だから。今、インターネットで探しても、「一日一生」という同様の言葉は有名だが、同じ言葉は見つからない。

格言というより、少年雑誌にでも書いてあったのかもしれない。しかし、それを読んだ瞬間に全身に電流が流れるように興奮したことは、今でもありありと覚えている。

「一日一日が積み重なったものが人生になるのだから、毎日のその瞬間を大事にして精いっぱい生きなさい」ということだと解釈した。

中学校卒業記念文集での一言にもこれを用いた。少し大げさだが、私のこれまでの人生の大半はこの言葉とともにある。

過去の人生の事実は変えられないし、未来はどうなるかなんてわからない。今のあなたは、これまであなたがしてきたこと、考えてきたことすべての結果なのだ。

人生は「今」の連続だと思えばいい。

今、この一瞬を生きなさい。いつでも今この一瞬しかないんだから。


同じ24時間でも使いようによっては、いろいろなことができるものだ。うまく時間を使いこなした者が成功するのだ。時間がないと嘆いてはいけない。時間は自分でつくるもの。

——嘉納治五郎《かのうじごろう》（明治時代の教育家・柔道家）

明日はなんとかなると思う馬鹿者。

今日でさえ遅すぎるのだ。

賢者はもう昨日済ましている。——チャールズ・クーリー（社会学者）

こういう言葉もある。するべきことは今、行おう。するべきことを先に延ばすと、明日はその課題が膨《ふく》らんでしまって、もっともっとするのが大変になる。

特に若者に言いたいのは、「今は人生のリハーサル期間ではない。もう、本番だよ」ということ。

社会人になっても、時間にルーズだったり、約束を守らなかったり、今日できるはずのことを先延ばししている人が多い。

今この一瞬を大事にして、働いたり楽しんだり集中して生きていけば、充実した今の積み重ねになり、それは結局、未来を変えることになる。

▼△▼△▼

中高年になっても変化できる人

刮目《かつもく》して相待つべし。


『三国志』の呉書《ごしょ》に伝がある（呂蒙伝《りょもうでん》）中国後漢末期の武将、呂蒙の言葉だ。

呂蒙は、黄祖《こうそ》討伐をはじめ、赤壁《せきへき》の戦い、その後の荊州《けいしゅう》をめぐる一連の戦いでも常に大将を務め、戦功を上げるとともに、主君の孫権《そんけん》から教養の大切さを諭《さと》されて、勉学に励んだ。

「目をこすり、相手に会う際に、先入観を捨てて見る用意をして待ちなさい。立派な人物は必ず著《いちじる》しく進歩しているものだ」という意味だ。

私のリハビリ科の恩師、佐藤徳太郎《さとうとくたろう》先生（東北大学名誉教授）はまさにそんな人だ。臨《りん》床《しょう》医学をやりたいと医学部生化学助教授の職を辞し、内科助手に転身し糖尿病の臨床医になり、それからリハビリ科教授になり、後年は国立障害者リハビリセンターの総長になった。退職後は臨床医に戻り、80歳をすぎてなお糖尿病の専門医としてご健在だ。

基礎の研究者から糖尿病内科臨床医へ、そしてリハビリ科医、行政関係、また糖尿病内科臨床医と、さまざまな専門を軽快なフットワークで悠々とこなしてきた「カッコいい」先生だ。現状に甘んじない好奇心と努力をいとわない心があればこそだ。

私が内科からリハビリ科に転身し、現在もワクワク、ドキドキのとても楽しい生活を送ることができているのも、佐藤先生の拓いた前例があってのことだ。

私はこの言葉を、特に学生たちに伝えている。

「君たちは若く柔軟性もある。週末や連休で教科書を1冊読破するとか、クラブ活動で技術を磨くとか、論文を仕上げるとか、集中して励んで周囲を驚かせてみなさい。きっと楽しいよ」と励ましている。

私自身も知人に次に会うときは、見違えたと驚かせるようにしたいと努力している。

実際、私が関わった大学院の卒業生や講演を聞いた人たちが全国で頑張っているが、数年ぶりに学会で会うと、さまざまな分野で本当に見違えるほど楽しそうに活躍している。その姿に、私のようなものが少し役に立ったことを知って、元気をもらえ、本当に感謝の毎日だ。

中高年になってからでも、まだまだ変化できる。

私の母は大正13年生まれの満96歳。認知症や難聴がないだけでも驚きなのに、満60歳から始めた俳句で、さまざまなコンテストで入選を果たし、句集を２冊も出している。

現在も自立して規則正しい生活を送りつつ、俳句づくりに余念がなく、毎月の俳句教室の、５句の提出という宿題が、格好の脳トレになっている。

▼△▼△▼

楽しい頑張りにシフトする

がんばれがんばれ

５年前に満92歳で死去した父の人生訓だ。幸い死の直前まで認知面は大丈夫で、新聞や雑誌を読んだり、家族や孫の成長をいつも楽しみにしていた。

父は頑張りとは無縁の生き方をしてきたように私には見えていたので、この人生訓に正直驚かされた。しかし、父が、従軍、戦後の失職、再就職、不況などさまざまな局面で頑張ってきたことは間違いない。

父は息子たちにはそうした努力を見せずに、むしろ飄々《ひょうひょう》とした生きざまを見せてきた。心のうちを教えてくれた父の「がんばれがんばれ」と発する声には重々しさはなく、合いの手のような軽さ、明るさがあった。

「明るく楽しく頑張る」という私自身の人生に対する姿勢も、無意識にこのような父の血筋や環境によって養われたのに違いないと思う。

少しつらいけど、ここが成功と失敗の分かれ道だ。

伸びるときには必ず抵抗がある。困難が立ちはだかったらチャンスだと思って、思い切り向かっていこう。

他の人も同じように苦しいのだ。

それなら他の人より、もう少しだけ頑張ってみようではないか。

他人よりもほんの少し多くの苦労、努力で、その結果は大きく違ってくる。

「もう、私は退職まぢかの人間だ。もう先が見えているのに、いまさら何を頑張るのか？」と言うあなた、今までの努力に本当に敬意を表します！

これからはやり残した自分のために頑張りましょう！　もう、これからはまなじり決しての頑張りではなく、飄々と「楽しい頑張り」を味わおう！

この「がんばれがんばれ」は楽しい生活を精いっぱい送ってほしい、という応援歌でもあるのだ。

▼△▼△▼

「私はできる」と思い続ける

不可能（impossible）なものはないわ。impossibleの文字にI'm possible「わたしはできる」とあるじゃない！

オードリー・ヘプバーンは「ローマの休日」でアカデミー主演女優賞を獲得した女優。

ユニセフの活動にも熱心だった。

“Nothing is impossible, the word itself says, ‘I'm possible!’”

「不可能」はちょっとしたことで「可能」に変わるんだ、と言いたいのだろう。

私の話で恐縮だが、私は中学校に入学するまでまったく英語に触れたことはなかった。中1のときに英語の授業が始まり、NHKラジオ基礎英語を聞きはじめた。

故郷は山形なので、外国人との遭遇は中2のときがはじめて。はじめて見る外国人が書店にいたので、慣れない英語で“What time is it, now?”と尋《たず》ねた。書店には大きな時計があり、見ればわかるのに。実はそれしか使える英語は知らなかったのだ。

中2のときの大阪万国博覧会会場や中3のときの修学旅行で東京タワーにいた外国人にサインをねだった。授業は中3の教科書の半分までしか教えてもらえなかった。

高1の英語の最初の授業で、英和辞典の引き方競争があり、最下位だった。高校に入るまで教科書ガイドを使っていたので、辞書の引き方にはまったく慣れていなかったからだ。それでも何とか毎日英語学習を頑張った結果、1年後には英語は得意科目になった。

はじめての海外旅行は、私が22歳、東北大学医学部4年生の夏休みに友人S君と参加した大学生協ヨーロッパツアーである。費用は精神科の新薬の被験者になって稼いだお金で賄《まかな》った。

ピラミッド、パルテノン神殿、バチカン宮殿、ルーブル美術館、大英博物館などで、本物の芸術に触れられ本当にうれしかった。また、行く先々で隣のテーブルの外国人と談笑し、ビートルズの曲を合唱したり、大きく見聞が広がり、卒業したら必ず留学してまた楽しみたいと思ったものだ。

結婚直後にメルボルン大学に留学して2年半海外で暮らしたり、国際学会理事長になったり、海外で講演活動を行ったりというその後の人生を顧《かえり》みると、可能性というのは実に大きいと思う今日このごろである。

母校の医学部に合格した息子に、「お祝いに回転しない寿司屋に行こう」と提案したところ、息子は「寿司は回転するので構わないから、ロンドンとマンチェスターに行きたい」と言う。殊勝《しゅしょう》なことを言うものだと喜んで同行したが、行った先はサッカー場。「チェルシーの開幕戦をみたい。マンチェスターユナイテッドの本拠地スタジアムもみたい」というサッカーバカでがっかりしたものだ。

私のこのような経験からも、「不可能」はちょっとしたことで「可能」に変えられるのは、間違いのないことだ。

第3章　続ける力

▼△▼△▼

コツコツが大事

今日一字を覚え　明日一字を覚え　久しければすなわち博学となる。

江戸時代中期の、中井竹山《なかいちくざん》の言葉。日々の積み重ねが大きな成果につながるということだ。

人は生まれたとき、例外なく言葉を話せず、読めず、書けなかった。それどころか、座ることさえできなかった。それが数十年後には、世の中を変える大発見をする人があらわれたりするわけであり、人の潜在的能力には驚くばかりだ。

世に博学という人だって、一字一字覚えていったはずだ。その過程はみな同じ。一歩一歩、コツコツコツコツ。コツコツの重要性極《きわ》まれりだ。

紙を42回、半分に折っていくと月に届くという話は有名だ。

折っていく紙の厚さを0・1ミリとする。0・1ミリは1万円札ほどの厚さ。

０・１ミリの紙を１回折ると０・２ミリ、２回折ると０・４ミリと折るごとに厚さは２倍になる。

10回折るとただの紙が10センチを超えるほどになる。

25回折ると富士山とほぼ同じ高さ、35回折ると日本列島の長さと、２倍されていくごとに大きく厚みを増していく。

そして41回折ると219,902,325,555.2mm（約22万キロ）となり、42回目にはついに439,804,651,110.4mm（約44万キロ）となる。

地球から月までの距離はおよそ38万キロなので、紙を42回折るとその厚さは月へ到達することになるわけだ。

積み重ねの偉大さに驚くばかり。

▼△▼△▼

もう１回やってみる

私たちの最大の弱点は、諦《あきら》めることにある。

成功するのに最も確実な方法は、常にもう1回だけ試してみることだ。

白熱電球、蓄音機、活動写真など数々の発明で知られるアメリカの発明家、トーマス・エジソンの言葉だ。

諦めないで取り組む、エジソンは、これを実践した。

成功するための必要条件がこれだ。

古今東西の偉人はみな口をそろえて言っている。

諦めない奴に誰も勝てっこない。——ベーブ・ルース（プロ野球選手、野球の神様）

自分に打ち勝つことが、最も偉大な勝利である。——プラトン（古代ギリシャの哲学者）

踏まれても叩かれても、努力さえしつづけていれば、必ずいつかは実を結ぶ。——升田《ますだ》幸三《こうぞう》（棋士《きし》）

壁というのは、できる人にしかやってこない。超えられる可能性がある人にしかやって

こない。だから、壁がある時はチャンスだと思っている。――イチロー（元メジャーリーガー）

あきらめないことだ。一度あきらめると習慣になる。――斎藤茂太《さいとうしげた》（精神科医）

できると思えばできる、できないと思えばできない。これは、ゆるぎない絶対的な法則である。――パブロ・ピカソ（画家）

私がこの芸術の域に達するまでに、どれほどの努力を重ねているかを知ったら、芸術家になりたいとは誰も思わないだろう。――ミケランジェロ（ルネサンス期の芸術家）

プロの作家とは、書くことをやめなかったアマチュアのことである。――リチャード・バック（作家）

▼△▼△▼

継続できるのが才能

何かに挑戦したら確実に報《むく》われるのであれば、誰でも必ず挑戦するだろう。報われないかもしれないところで、同じ情熱、気力、モチベーションをもって継続しているのは非常に大変なことであり、私は、それこそが才能だと思っている。

こう言っているのは将棋《しょうぎ》棋士の羽生善治《はぶよしはる》だ。

羽生善治は、小1のとき、近所に住む同級生から将棋の駒の動かし方を教わり、加藤一二三《かとうひふみ》、谷川浩司《たにがわこうじ》に続く史上3人目の中学生棋士となる。その後の活躍はご存じの通り。将棋界で初の全7タイトル（竜王、名人、王位、王座、棋王、王将、棋聖）の独占を達成し、永世7冠、国民栄誉賞も受賞した。

努力は必ず報われるかというと、そうでない場合もある。そうでない場合は、努力不足の場合もあれば、才能不足の場合もあるわけだ。

大学院生に研究させても、最低限の実験、つまりたった1回の実験しかしようとしない人がいる。しかし、実験には失敗がつきものだ。また、予想通りの結果も得られないこともあるから、実験を何度も繰り返したり、途中でテーマを変える可能性があることも考えて、余裕をもってスケジュールを組み立てる必要がある。

そう何度も指導するのだが、異常に楽観的というか、最小限の努力で切り抜けようとする人がいる。そういう人は研究に向かないし、他の仕事でもトラブルをおかしがちだ。

反対に、準備を怠《おこた》らず、余裕をもって物事に取り組み、しかも綿密に報告を忘れない人は、指導した私も驚くほどの素晴らしい研究成果を得て、その後の進路も順風満帆であることが多い。

要するに、省力で近道を行こうとばかり考えて、うまくいかないとめげたり他人のせいにしたりしようとする人と、結果はともかくさまざまな準備をして早めに取り組み、万一うまくいかなくてもめげずに挑戦を続ける人の2種類に、大学院生ははっきり分類できるのだ。

前者は遅かれ早かれつまずいてしまい、後者はどんどん成功していくことは言うまでもない。

▼△▼△▼

練習の虫だったから大成

土、日の休みが消え。夏休みが消え。冬休みが消え。友達が遊んでる時に練習してた。だから今がある。

ダルビッシュ有《ゆう》はこう言っている。ダルビッシュはメジャーリーガーのピッチャー。東北高校、日本ハムファイターズにも所属した。

ダルビッシュは体格に恵まれ、天性の能力で現在の地位についたかと思われやすいが、私の住む仙台市の東北高校時代、あるいはそれよりずっと前の幼いときから、練習漬けの日々を送ってきたらしい。

土日も夏休みも冬休みもきちんと休んで、それでもいい成績や成果をあげたいと思っているあなた、それは甘いよ！

働き方改革で残業もしないでいい成績や成果をあげるなんて、それこそ働く時間はわき目も振らずに集中して事に当たらない限り、成功は望めないと思う。おまけに残業代がもらえなくなるので、収入は減るばかり。

今後は労働時間で評価するのでなく、成果で評価するようになるのがいちばん望ましい方向なのだろうと思う。テレワークも可能になれば、女性の就労も増えるだろうし、貴重な人生を通勤時間で浪費しなくてよくなる。

どちらの制度も、のんびりだらだらやってきた人には厳しい改革になるけれど。

何もしない先から、自分はダメだと決めてしまうのも、怠惰《たいだ》なだけだ。

アメリカの史上初、無敗で５階級の世界王座を制覇《せいは》した、最強のボクサーと呼び声の高いフロイド・メイウェザー・ジュニアもこう言っている。

俺はハードに練習してるぜ。
お前らが休んでいるとき、俺は練習している。
お前らが寝ているとき、俺は練習している。
お前らが練習しているときは、当然俺も練習している。

▼△▼△▼

公正世界仮説の光と影

「努力は必ず報われる」この言葉は確かじゃないけれど
「継続は力なり」この言葉は確か

「努力を続けていれば必ず報われる、悪いことをすれば必ず罰せられる、世界はそのように公正にできている」という世界観を、社会心理学では公正世界仮説（just-world hypothesis）と言う。

自らの努力により成果を勝ち取ってきた（と思いこんでいる）人間は、しばしばこの思想に陥《おちい》りがちだ。

公正世界仮説を信じている人は、通常、生活満足度や幸福度が高く、抑うつ的な感情が少ない。公正世界仮説が維持されることで、世界は安定と秩序ある環境であるという認識がもたらされ、心理的なバランスや長期目標、幸福感を維持する基盤となっているからだ。

しかし、残念ながら、実際の現実世界は公正ではない。努力しても成果が出ない場合もあるではないか。天災、人災など思いがけなく起こるじゃないか。

公正世界仮説にとらわれている人では、成果が出ない場合については自己責任論につながりやすい。すなわち、成果が出ない原因は「本人の努力が足りていないから」とみなしがちになる。

もちろん、本当に本人の努力が足りなかった例や、本人の努力の方向性が間違っていた例は多いだろう。しかし、まったく本人の責任ではない例、本当にやむを得ない例も同じくらい多いはずだ。

公正世界仮説にとらわれている人の過剰な自己責任論は、自己に向かえば度がすぎた自責思考となり、自己肯定感を下げ、他者に向かえば弱者非難となる。

最悪の場合は、「こんなに頑張ってるのになんで成果が出ないんだ！」「世間はなぜ私を認めてくれないんだ！」「成果が出ないのは世の中が悪いんだ！」と逆恨《さかうら》みしてしまう可能性だってある。

この言葉は、度がすぎた自責思考、弱者非難、逆恨みにつながらないために、とても大切な名言だと思う。

▼△▼△▼

「～しよう」「～したい」気持ちをもち続ける

昨日の自分は、決して今日の自分を裏切らない。

フィギュアスケートの浅田真央《あさだまお》の言葉だ。浅田真央は日本のフィギュアスケート、シングルの選手で、男女を通じ史上はじめてファイナルを含むグランプリシリーズ全7大会を制覇。2010年バンクーバーオリンピックの銀メダリスト。3歳からバレエ、5歳からスケートをはじめ、小学6年生のときに特例で出場した全日本選手権で不完全ながら3回転―3回転―3回転のコンビネーションジャンプを跳び、「天才少女」と呼ばれた。当然、それまで何度も何度も転びながら習得したはずだ。

私はたまたま中部国際空港で、北京からの帰国便で荷物を受け取る彼女に遭遇したが、温厚な表情を崩さず、どこにこのような練習に耐え切るガッツがあるのかと不思議に思うほどだった。さらに、彼女はスケートの練習だけでなく、体重を増やさないための食事制限も行っていたはずだ。

まずは小さな目標からだ。あまりに遠い道のりに気が滅入りそうになるたびに、自分にそう言い聞かせた。まずは小さな目標からだと。——モニカ・セレシュ（元プロテニスプレーヤー）

練習を一日休むと自分にわかる。二日休むと批評家にわかる。三日休むと聴衆にわかる。——イグナツィ・パデレフスキ（ポーランドのピアニスト）

こういう言葉もある。

何事も努力なくしていきなりできるようになることはあり得ない。何かを成し遂げるには、つらくても毎日努力をコツコツ積み重ねることが大切だ。

私なんぞは浅田さんとは比べるべくもないが、遅まきながら中学1年生の4月にはじめてアルファベットの読み方、書き方を開始した私が、その後、メルボルン大学に留学したり、英語で論文を書いたり、英語で講演したりできるようになったのは、毎日とはいわないまでもコツコツ努力してきた結果だと思う。

結局、大切なことは、留学したいなあ、英語で論文を書きたいなあ、英語で講演したいなあ、という意欲をもち続けること。「〜しなきゃならない」と思って暗く縛《しば》られた生活を送るのではなく、「〜しよう」「〜したい」とポジティブな言葉に置き換えると、結構続けることができる。

このことを知っているのと知らないのとでは、長い間に圧倒的に大きな差がつく。

▼△▼△▼

たくさん負けて最後に勝つ

僕のジャンプ人生を振り返ってみれば、95％以上は負けているんです。

でもその悔《くや》しさより、勝った時の嬉《うれ》しさの方が数倍も数十倍も大きいんです。

だからまたそれを味わいたくて続けているんです。

スキージャンプの葛西紀明《かさいのりあき》の言葉だ。葛西紀明はスキージャンプの選手としては異例ともいえる30年以上のキャリアをもつ。ワールドカップ通算出場640回、最年長優勝を誇る。47歳にしていまだ現役。その理由が語られている。

人の赤ちゃんは生まれてすぐには立てない。まして、すぐ歩くこともできない。通常は、子どもの運動発達には原則があり、まず首がすわり、次にお座りができるようになる。そこから、はいはい、つかまり立ち、伝い歩き、歩行へと順に発達していく。この間、何度も転んで、泣いて、また転ぶ。これを数え切れないぐらい繰り返して、私たちはようやく生後1年くらいで歩けるようになったのだ。

もし、赤ちゃんが「もう転ぶのが痛いから歩くのやめたー」と思ったとしたら、その赤ちゃんは一生歩くことはできなかったはずだ。

私には娘がおり、初孫が誕生した。孫は1歳4ヵ月までなかなか歩かず、内心心配していたが、ある日突然すっと立ちあがり、どんどん歩き出した。このように、赤ちゃんには個人差はあるものの、黙々と転んで、転んでを繰り返したことには変わりない。

そのような、かつての赤ちゃんの一人があなた自身だ。

それなのに、私たちはいつからそんなに諦めやすく、飽《あ》きっぽくなってしまったのか。

何度か失敗したからって何なのだ？　失敗から学んで、赤ちゃんのときと同じようにまた挑戦すればいいではないか。

10本連続でシュートを外しても僕はためらわない。次の1本が成功すれば、それは100本連続で成功する最初の1本目かもしれないだろう。——マイケル・ジョーダン（元プロバスケットボールのスーパースター）

▼△▼△▼

努力は勝利の最低条件

失敗する人は短期的な結果に一喜一憂しやすい。うまくいかないとすぐに「自分には無理だ」「向いていない」などと諦める。

成功する人は例外なく継続的な努力を続けている。失敗しても、つまずいても、うまくいかないからといって、すぐに諦めてしまうような人はいない。何年も、場合によっては何十年もかけて一つのことを成し遂げていく。

勝者は粘り強くなければいけない。

こだわりがなく飄々《ひょうひょう》とした人は、魅力はあっても、決して勝者にはなれないだろう。

忘れてはいけないのは、努力したから必ず勝てるとは限らない。

それが大前提。

でも、勝った選手というのは、絶対に努力しているんです。

日本初のフェンシングワールドカップ金メダリスト太田《おおた》雄貴《ゆうき》の言葉だ。

「ネバーギブアップ」「七転び八起き」など、諦めないで努力すればできるという名言は数多い。諦めないで努力することの重要さは言うまでもない。

努力してもなかなか望む結果が得られないとき、同じことの繰り返しばかりで飽き飽きしてきたときなどに、この言葉を思い出すことで、めげずに頑張っていく気持ちをふたたび奮い立たせる目的でこれらの言葉はよく用いられる。

ただ、このような「努力は必ず報われる」的な格言は、実はあまり信用できないと思っている。

確かに、成功した人は、「私はこれまでの努力が実ってここまでやってこれました！」と言うだろう。しかし、そのような人ばかりではないはずだ。頑張ってもできないことはあるではないか！　と不満に思う人もいるだろう。

そのような煩悶《はんもん》をなくしてくれる言葉が、この太田の言葉だ。努力したから必ず勝てるとは限らないという真実を述べて、不満に思っていた人の気持ちを代弁し、さらに、でも勝つのなら絶対努力が必要だという真実をきちんと述べる。

世の中の不条理を認めつつも、素直に努力しようと思わせる言葉は明快かつ秀逸《しゅういつ》だ。

勝ちたければ努力する。ただ、努力したけれどうまくいかなかった人にも、「単なる努力が足りなかっただけだ。自業自得《じごうじとく》だ」と冷たい視線を向けるだけではいけない。

「努力して夢に近づいたけれど、努力が一歩足りなかったのかもしれない。しかし、努力の仕方や方向が違っていたのかもしれない。あるいは、何か運が足りなかったのかもしれない」と考えなければ、この世は暗いものになるから。

▼△▼△▼

「簡単」を選ばない生き方

「簡単」は選べない。サボらない。決して辞《や》めない。恐れない。

あなたが生まれながらに持つ才能、能力は練習の積み重ねでしか開花しない。

人類史上最速のスプリンター、ウサイン・ボルトが言っている。ボルトは、ジャマイカの元陸上競技短距離選手。持病の脊椎側彎症《せきついそくわんしょう》をものともせず、2017年までの現役時代は通算8個のオリンピック金メダルや100メートル、200メートルの世界記録などを樹立し、「ライトニング・ボルト（稲妻ボルト）」と評された。

私は、この言葉にふれる前は、ボルトは天性の才能で連覇したのかと思っていたが、この言葉から、ボルトも努力の人でもあると知った。

「成果を出すには準備が必要であり、準備を怠ってはいけない」という当たり前の考え方も、ボルトが発すると説得力が格段に違う。

結局、何かを得たいなら「簡単」を選ばないことだ。「簡単」を選ばなければ、毎日は確実にハードなものになるけれど、実はそれこそが、目的を達成する最短距離。積み重ねていくことを今一度肝《きも》に銘じさせられる名言だ。

もう少し、ボルトの言葉に耳を傾けてみよう。彼の名言の数々は明快でかつ簡単な英語だから、あなたも英語で覚えて使ってみてはどうだろう。

継続することは、他の何よりも難しいことだ。

(Repeating is harder than anything else.)

辛《つら》い練習をし、結果を出す。そして、楽しむ。

(I work hard. And I do good. And I'm going to enjoy myself.)


限界については考えていない。

(I don't think about limits.)


楽をすることは選択肢にない。休日なんてない。やめないことだ。

(Easy is not a option. No days off. Never quit.)


心について学ぶことは体について理解することと同じくらい重要だ。

(Learning the mind is as important as understanding the body.)


あなたは自分自身を鼓舞《こぶ》するための目標を立てなければならない。欲望は成功の鍵《かぎ》だ。

(You have to set your goals so you can push yourself harder. Desire is the key to success.)

不可能と可能を分けるのは覚悟の差だ。
(The difference between the impossible and the possible lies in determination.)

自分のできることはわかっているから、他人の考えや意見を気にすることはない。
(I know what I can do so it doesn't bother me what other people think or their opinion on the situation.)

人生には多くの試練がある。ケガをしたり他人に批判されたり。でも目標に向けて一生懸命頑張れば必ず目標は達成できる。僕も自分自身を限界まで鼓舞して、それが報われてきたんだ。
(I've worked hard over the years, I've been injured and I've worked hard through it, and I've made it.)

夢は自由だ。目標にはコストがかかる。君はタダで夢を見ることはできるが、目標は払うものなしでは達成できない。時間、努力、犠牲、そして汗。君は自分の目標のために何を払うの?

(Dreams are free. Goals have a cost. While you can daydream for free, goals don't come without a price. Time, effort, sacrifice, and sweat. How will you pay for your goals?)

▼△▼△▼

人間関係改善のヒント

とにかく誉《ほ》めることが、関係改善になる。

マイクロカウンセリングの開発者でコロラド州立大学カウンセリングセンター所長のアレン・E・アイビィの言葉だ。

おだてることとほめることとは根本的に異なっている。

おだてることとは、本音《ほんね》でもない、事実でもないことをベラベラ言うことで、結局お世辞と受け取られ、周囲からすぐに見透かされてしまう。

ほめることとは、その人のいい部分や、素直に敬服する部分を、的確に相手に伝えること。

本人が気づいていない場合もあるが、事実だから相手にもしっかり伝わる。そうすると、相手のやる気に火がつき、次第に燃えあがって、さらにその部分が強化されていく。

毎日、毎食、空腹と戦わねばならないとなると嫌気がさす。ただ、私も体重200キロ超えの患者さんの入院によるダイエットを多く担当しているが、患者さんが異口同音に話すことは、ダイエットを進めていくにつれて「空腹感はだんだんなくなってくる」ということだ。「明日はもっと楽になる」のだ。

ただ、このような入院患者さんに「頑張ってください」は禁句だ。言うほうに悪気はないのであろうが、言われたほうは「毎日こんなに頑張っているのに、これ以上何を頑張ればいいのか」と悲しむ場合が少なくない。

そのかわりに、

「よく頑張っていますねえ。大したものです」

という言葉を使おう。

体重が変わらない人でも、1ヵ月維持しているのであれば、食べたカロリーと消費したカロリーが釣り合っているわけであり、かなり頑張っているわけだ。これまで太るには太るなりのストレスによるやけ食いなど、何か事情があったはずだ。肥満を全部本人の努力不足としてしまっては気の毒というものだ。

「本当に頑張っていますね。この調子でまた来週お会いしましょう」

という言葉を励みに、体重が244キロもあった人が、食事療法と運動療法だけで118キロまで減量に成功できた立派な人もいるのだ。

▼△▼△▼

下へ下へ根っこを伸ばす

何も咲かない寒い日は下へ下へと根を伸ばせ。

やがて大きな花が咲く。

シドニーオリンピック女子マラソンで金メダルをとった高橋尚子《たかはしなおこ》が、結果が出ないとき、高校時代の恩師からもらった言葉だ（後藤清一《ごとうせいいち》『リーダーズノート』明日香出版）。

うまくいかないと、果たしてこのやり方、この方向で本当に間違いないのか不安になる。

私も医師になってから現在のリハビリ科医になるのを決意するまで、なんと14年もかかった。

40年前、私が医師になったときは、特にこの科に進もうといった夢もなく、基本的でつぶしのきく内科の初期研修からスタートした。2年間の内科研修を終えても、循環器をやるのか内分泌をやるのか専門を絞《しぼ》り切れず、さらに1年間研修した。

他の人より1年長く研修したことで、臨床《りんしょう》能力が高まった。同時に病気のみならず仕事や生活への配慮（すなわち、リハビリ）が必要なことがわかった。

大学院に入りたかったが、担当者に「大学院生は医局の仕事をしてくれないので取りたくない。医員で来てほしいが枠《わく》が空いてないので、研究生でしか入局を許可できない」と言われ、研究生としての授業料を払いながら医員のような仕事と大学院生のような研究を同時にすることになった。

きわめて多忙の日々だったが、かえって粘り強さや手間をかけない研究方法を身につけられた。

また、内科とリハビリ科のいいところを生かした現在の診療分野を立ちあげることができた。

とにかくコツコツ、コツコツ。まじめに根っこを伸ばしていけば、まわり道が決して無駄ではなく、新しい道へとつながっているのだ。

結局、長い人生では無駄な努力や経験などないのではないかと思う。

▼△▼△▼

犠牲を払って得たこと

何かを勝ち取るには何かを犠牲にしなければならないし
地味な努力と、それに耐えていく我慢が必要です。

これは元日本代表サッカー監督、ジーコの言葉だ。ジーコはブラジル出身の元サッカー選手。スーパースターとしてJリーグでプレイしたあと、日本代表監督になった人だ。

「何かを勝ち取るには何かを犠牲にしなければならない」という言葉は正直暗くてあまり好きではない。ただ、事実であることは否定のしようがない。時間は有限であり、何かに没頭するには、他の何かをする時間を削《けず》らなくてはならないから。

「すべてを犠牲にしてきた」

２０１９年のラグビーワールドカップ大会中、日本代表選手たちはこのようなコメントを残してきた。ジェイミー・ジョセフヘッドコーチは、日本代表選手たちは２０１９年だけでも２４０日の合宿を実施してきたことを明かしている。

選手たちが犠牲にしてきたものの中には、家族との時間も含まれるのだろう。解説として見届けた五郎丸歩《ごろうまるあゆむ》選手も、選手たちが払ってきた犠牲について語った。

「本当に彼らは犠牲にしたと思います。家族との時間もないですし、自分の時間もないですし。日本のラグビーのためにこの4年間体を張り続けて、みなさんの期待に応えてくれたと思います」

試合後、グラウンドで記念撮影を行った日本代表メンバー。そこには子どもたちと共に映る選手たちの姿があった。

犠牲という言葉は暗く悲しい。しかし、彼らは練習に没頭する時間がいつも苦しいだけだったわけではないだろう。没頭する時間を楽しめるように、プログラム設定や仲間意識の向上などさまざまなことをしてきたはずだ。

「卵を割らなければ、オムレツはつくれない」という言葉もある。

もう地味な努力や我慢はいやだよというあなた。だまされたと思って数日やってみよう。途中経過の段階でも達成感がそこそこ得られ、その後を夢見ることができて、意外に楽しくやっていけるものだ。

行動を起こすから、その先に何かが生まれる。
変化は突然ではなく小さな努力の積み重ねから生まれるんです。

▼△▼△▼ 人生100年時代に大切なこと

登山家の野口健《のぐちけん》が言っている。少年時代は不良の落ちこぼれ。空気銃で猫や鳩を撃ち殺す、駐車場に停めてあった車をパンクさせるなどの問題行為を繰り返した。高校在学中に学校の先輩を殴り1ヵ月の停学処分を受け、停学中のひとり旅で冒険家の植村直己《うえむらなおみ》の著書『青春を山に賭けて』と出会い、登山を始めたという。

「一夜にして変わった」という言葉があるが、実は水面下でさまざまな努力、仕掛けをしていない限り、そんなことはあり得ない。特に一夜で幸運を引き寄せるのはむずかしい。

一方、不幸になるのはそれほどむずかしくない。突然の交通事故、病気などがその代表例だ。

不幸にならないようにするには、常日頃健康に気をつけるなどの配慮が必要だ。それでも、心筋梗塞《しんきんこうそく》、急性大動脈解離、脳卒中、急性白血病などは前触れもなく起きる。肝臓がん、胆道がんなども、診断がついたころには手遅れの場合が多い。

一方で、よいほうへの変化を導くには、地道な毎日の積み重ねが必要だ。

結局、人生１００年時代の教育でいちばん重要なのは、「みずから学び続けること」だ。努力をやめないことが重要なのだ。

▼△▼△▼

習慣が人生になる

生活とは、つまり習慣の織物である。

アンリ・フレデリック・アミエルは、『アミエルの日記』で有名なスイスの哲学者だ。

人生とは今の積み重ねである。一瞬一瞬どのような習慣で生きてきたかが織物のように編みこまれたのが人生だ、というわけだ。

織物で思い出すのは、中島《なかじま》みゆきの「糸」の歌詞だ。

「縦の糸はあなた　横の糸は私　織りなす布は　いつか誰かを　暖めうるかもしれない」

編む一目一目が生きるということだ。

人が習慣をつくり、習慣が人をつくる。人がどのような習慣を身につけるかで、人生織物の網目の大きさや模様が決まる。途中で投げ出してしまったり、手をつけずに放っておいたりしたことが多いなら、大小不同、穴ばかりの織物になるかもしれない。

あなたの編み物は果たしてどのような模様やきめ細かさになっているのだろうか？　ときどき想像してみることも悪くないと思う。自分が気に入った模様の編み物ができれば、これ以上の満足はないだろう。

私だったら、ところどころは整然として穴のない落ち着きをもたらす編み物にしたい。

しかし、せっかくの一度きりの人生だ。

編みこむ糸をところどころ多彩に華《はな》やかに、アクセントをつける冒険もとても素敵なものだ。

織物の製作者はあなた自身だ。出来あがりを評価するのも、ほかでもない、あなたでいいのだ。遠慮はいらない。おもしろく暮らしていけるかどうかは、あなたの気持ち次第だ。

運動療法や食事療法は、開始して7〜10日後がやめたくなるころだ。そのときに患者さんにそっとこの言葉を教える。そして、「やりはじめでそろそろ飽きてくるころかもしれないけれど、ここでもうちょっと続けると、本当に習慣になって、お腹もすかなくなるし、体調もよくなって楽になりますよ」と後押しする。そうすると、そこからさらにやる気が出て、継続できる人が多い。

▼△▼△▼

重要な局面に立ったとき

やるか、やらないかですよ、人生は。

やればそれだけのものが返ってくるし、やらなければそのままですよ。


元プロ野球選手の桑田《くわた》真澄《ますみ》が言っている。桑田は小さい体ながら抜群のコントロールを生かして、読売巨人軍のエースピッチャーとして大活躍した。

私のこれまでの人生でも、重大な局面で周囲からいろいろ反対や批判をされてきた。

中学の生徒会で、東北の無医村で働く外国人医師の子どもの心臓手術への寄付金募集を呼びかけたとき——意味がない。

留学中に新たな追加研究をやりたいと希望したとき——同じ給料で仕事が2倍になってもいいなんて信じられない。

内科からリハビリ科に移るとき——講師から助手に降りるなんて信じられない、不祥事で左遷《させん》されたのか。

リハビリ科で呼吸リハビリを開始するとき——今でも十分忙しいから協力できない。

新しく腎臓《じんぞう》リハビリを始めて、学会を立ちあげるとき——やる意味がない、すぐつぶれる。

とにかく自分の夢や思いのままに行動した。やめろという人はたくさんいても、やれという人はまずいなかった。

それでも何とか自分を貫《つらぬ》いた結果、寄付金が手術に役に立ち、研究成果が生まれ、教授に就任し、国内初の脳死肺移植のリハビリが成功し、腎臓リハビリが普及し、学会理事長になるなど、私も含め誰も予想しない結果が待っていた。

今となっては、「ノー」と言ってくれたみんなに感謝している。私がここまでやれたのは、ひとえにその人たちのおかげなのだから。その人たちの言葉に発奮し、なおさら頑張ったからだから。

もちろん、たった一人で最後まで突っ走ったわけではない。募金を続けているといつのまにか支援の輪が広がった。追加研究をやっていたら、他の研究者も手伝ってくれるようになった。内科からリハビリ科に移るときも家族は文句を言わなかった。学会を立ちあげようと諸先輩に趣意書を送りお願いしたところ、多くの学会の理事長レベルの研究者が賛同してくれて、無事学会が設立され、10年後には会員が１７００名を超え、この分野では世界最大の学会となった。

▼△▼△▼

リハビリの原点

他人は失ったものに目を向けますが、僕は得たものに目を向けます。

これも桑田真澄の言葉だ。

心理学者のアンダース・エリクソン教授は、世界トップレベルの音楽学校に通うバイオリニストの生徒を集め、ソリストにまでなれそうなグループと、プロのオーケストラでなんとかやっていけそうなグループ、そしてプロのオーケストラは無理だが音楽の先生になれそうな3グループに分けて、各グループの練習量を比較した。

すると、ソリストになりそうなグループの練習量は計1万時間ほどで、他のグループよりも飛躍的に高かった。

また、「練習をせずに天才的才能を発揮する人」や、「いくら練習をしても上達しない人」は一人もいなかった。この調査結果から、練習とパフォーマンスとの間には相関があるとした。

この結果をもとに、アメリカの著述家マルコム・グラッドウェルが『天才！ 成功する人々の法則』（講談社）という書物を書いて、あの「一万時間の法則」を提唱した。

モーツァルトやビル・ゲイツをはじめとするあらゆる分野での桁外《けたはず》れの天才たちはみんな、1万時間（約10年）に及ぶ膨大《ぼうだい》な練習によって才能が開花したと説く法則だ。

でも、冷静に考えてみれば、「1万時間練習すれば誰でも一流になれる」なんて魔法の法則は存在しない。エリクソン教授の研究結果から得られた最も重要なことは、「練習をせずに天才的才能を発揮する人」も、「いくら練習をしても上達しない人」の両者もいなかった、ということだ。

要するに、努力はトップグループに入るための必要条件だということだ（ただし、十分条件だとは言っていない）。努力は、才能のあるなしに関わらず、とにかく必要なのだ。努力しなければ天才でも結果は出せない。この結果はそれを示している。

一方、トップグループに入れなくても、「いくら練習をしても上達しない人」はいなかったのだから、同じ人であれば努力前と努力後では確実にパフォーマンスの向上が見込める。これが、得たものに目を向けるということだ。

リハビリの世界は、まさにこの桑田の言葉そのもの。他人と比較をすることなく、あなたのできることを増やしていく温《あたた》かみのある世界だ。

第4章　身軽な体

▼△▼△▼

ダイエットは生き方そのもの

「自分が本気出せばいつでも痩せられる」と言ってる間は痩《や》せられない。

きっと死ぬまでそのまんま。


ダイエット（diet）の語源はギリシャ語の「diata」。意味は「生活仕様」。

つまりダイエットは「生き方」そのものだ。

どう食べるかは、どう生きるかだ。食べ方は、その人の生き方そのものだ。

「未来と自分は変えられる」って言っても、変えようとしなければ「今がダメだし未来もダメ」だ。今を変える自分にならなければ、未来は相変わらず太った自分のままだ。

なんで我慢できないの？

なんで間食しちゃうの？

なんで継続できないの？

なんで満腹まで食べちゃうの？

それはあなたの体重を増やしてまでも、食べる価値のあるものなの？

一生そのブヨブヨの体でいるつもりなの？

一生写真もその顔のままでいいの？

あなたがやせてスマートになれば、あなただけでない、喜ぶ人はたくさんいるよ。

あなたがやせてスマートになれば、困る人は、一緒に太ってやせる努力を放棄した自己管理能力のない人と、太っているあなたを見て笑いのネタにしている心の狭い人だけだ。

そんな人たちのくだらない楽しみなんか、金輪際《こんりんざい》ぶち壊しちゃえばいいんだよ。

▼△▼△▼

食べない幸せを知る

食べている幸せよりも食べてしまった後悔のほうが格段に大きい。

おいしいものを食べたいという欲望は抑えがたいものがある。しかし、ダイエットをしている人にとっては、食べている幸せよりも食べてしまった後悔のほうが格段に大きい。

そう思うなら、あなたは、見どころがある！

「美味しいモノはもう一口よりも、もう一噛《か》みを」

これは理にかなった名言だ。もう一噛みをしておいしさや食感を楽しんでも、摂取カロリーは変わらないので太らない。また、食べる過程を楽しむことになるうえに、ゆっくりよく噛んで食事することで、胃腸での消化が早まり、血糖値が少し早めに上がるので、満腹感を得やすい。

それでも、本来は食べないのがいちばんいい。

さらに、ダイエットに関する少し強めの言葉をとりそろえた。

ドカ食いはドカ悔《ぐ》い

そのお菓子を棚に戻せば脂肪は減るが、お金は減らない

「丸くなった」は性格だけに

「やれば出来る子」は出来てない子

食べるのは一瞬の幸せ 痩せるのは一生の幸せ

食べる喜びは一瞬。後悔は一生

デブは何でも挫折《ざせつ》するけど、食べることだけは挫折しない

痩せの大食いは存在するが、デブの小食は存在しない

食べない幸せがあることを忘れないことだ。

▼△▼△▼

ダイエットスランプ時の特効薬

明日やろうは、馬鹿やろう。

寝る前に、「明日からダイエットをしっかりやろう」と思っても、明日になったら忘れてしまうでしょ！

だから、どうせやるなら、今日から、今からに限る。

この名言は、他の事柄にも通じている。勉強でも仕事でも、後回しにしたり、手つかずのままにしたりすることはよくない。

恐ろしいことに、日頃のあなたの姿勢や生き方が、あなたのダイエットの取り組み方一つでバレバレだ。だから、アメリカでは太ってる女性はあまり採用されない。

「日頃から自己管理能力ができていないに違いないし、雇って大切な仕事を任せても、いろいろな病気になってダメになるリスクが高い」と判断されるから。ひとことで言えば、

「自分に甘い人だから」というわけだ。

でも、ダイエット成功までの道のりは、長く険しい。時には迷い、くじけそうになってしまうこともあるだろう。

そんなダイエットスランプ時期に諦《あきら》めそうになる心を支えてくれるのは、珠玉《しゅぎょく》の言葉たちかもしれない。

ダイエットの名言は、書物やネットで無数に見つかる。やさしい呼びかけから、厳しい言葉、容赦ない差別用語まで。

ここからは、見つかったダイエットの名言を順不同で紹介する。不快な感じがしたらご容赦のほどを。これらの名言に発奮して、あなたのダイエットがとにかく早く成功することを祈ります。

まずは、やさしめの言葉から。

そのお金は痩せてきれいになった時に遊ぶお金にすればいいじゃない。

その一口を食べなければ幸せになれる。

どうしてもケーキ食べたい時は朝食べろ！　深夜に食べたら太るだろ!!

明日食べればいいじゃん。

「その一口が足の肉」「その一口が腹の肉」「その一口が腕の肉」

一流は直《す》ぐやる、二流は後でやる、三流は後でやろうとした。

体重計から逃げない。

次にきつめの言葉。

「明日から」そう言うデブに明日はない。

患者さんには「怒らないで聞いてくださいね」と前置きしてから話しているが、これだけ羅列《られつ》されると、客観視できるのか、かえってニコニコ顔をされる方が多い。

▼△▼△▼

リバウンド防止策

うーん、人間は外見だ、やっぱりダイエットをしなくては。

作家の林真理子《はやしまりこ》には、ダイエットとリバウンドを繰り返して一喜《いっき》一憂《いちゆう》する人の姿を描いたエッセイなど数多くの著作がある。この言葉は、『嫌いじゃないの』（文春文庫）に収録されている。

林真理子が作品を通して「人間は外見だ」と言うのだから、やっぱりダイエットしなくては。林はさらに、

「自分の美しさには自分にすべて責任があるんです」

とまで言い切っている。

私も「今日もダイエットを頑張ろう」と自己暗示をかけて、４ヵ月で10キロ、ダイエットに成功した経験がある。

毎朝体重の変化を記録し、毎食食べたものの中身とカロリーを日記に書きこんだのが成功の秘訣の一つと思っている。

「やせるのはつらくなかったのか？」と聞かれたが、空腹感にさいなまれたのは最初の10日間だけ。その後はまったくつらくなかった。むしろ体重がどんどん減っていくのがおもしろくなり、体と心の調子がよくなるのが実感できて、とにかく楽しかった。

自分の力で、以前の自分とは違う自分に改造できたという感じだ。

ダイエットの唯一の問題は、記録をやめると気がゆるんでリバウンドすることだ。

ダイエットを満腹時に決意して、「明日からダイエットを頑張るぞ！」という決意を信用してはいけない。寝る前に決意しても、翌朝はダイエットのことなど忘れてしまう。

空腹の状態で決意するダイエットが成功につながる真のダイエットだ。

朝の起床時に体重測定して、ダイエットも思いを強くすることが肝要だ。病院でだって入院中の体重測定は起床時、朝食前と決まっている。

あとは、ダイエットの名言を呪文《じゅもん》のように唱《とな》え、「自分」に言い聞かせよう（トラブルになるので他人に向かって言わないように）。

砂糖の甘さは己《おのれ》の甘さ

空腹は脂肪の断末魔

口に入れるのは一瞬、腹に付くのは一生

今日はごほうび、明日は贅肉《ぜいにく》

肥満は体の中に脂《あぶら》をためこんでいるだけではない。体の中のふくらみは、「借金」をためこんでいると見るべきだ。

食べる楽しみを優先したことで背負った健康上の負債だ。

その結果、洋服が合わなくなり別に新しい洋服代が発生するし、将来の糖尿病、心臓病などのさまざまな病気のリスクを背負いこんで、高い利息まで払うことになる。

▼△▼△▼

「辛」＋「一」＝「幸」

「辛《つら》い」状況の中でもぜひ一歩、勇気を出して踏み出してみよう。なんとか自分を信じて一歩踏み出せた人が、「辛」＋「一」＝「幸」、幸を手に入れるのだ。

肥満の「肥」は、肥《ふと》った人をあらわす漢字だ。漢字の足し算では、月（身の変形・お腹）＋巴（卩の変形・屈んだ人）＝肥（お腹の出た肥った人。肥る。ふとる）だ。

肥満の「満」は、水を一杯に満たす様子をあらわす漢字だ。漢字の足し算では、氵（水）＋㒼（いっぱいにおおう）＝満（滿）（水を一杯に満たす。満たす。いっぱいにする）だ。漢字の部首は「氵・さんずい」、意味は「満《み》たす」だ。水だけでなくいろいろなものに使うことができるわけで、肥満はまさに脂がいっぱいというわけだ。

ダイエットもはじめはすこしつらいが、「辛い」と感じているとしたら、つらい状況の中でぜひ一歩、勇気を出して踏み出してみよう。

ダイエットも慣れればあまりつらいものではない。

どうせ何か頑張ったところで無理だよ、抜け出せないよ、と諦めたら「辛」のまま。

なんとか自分を信じて一歩踏み出せた人が、「辛」＋「一」＝「幸」、幸を手に入れるのだ。

人は「十」のことも「一」のことも口から言う。

「吐く」という字は「口と±（プラスマイナス）」からできてる。

だけど、苦しいときや夢や希望があるときに、マイナスなことを言わないでみよう。

一歩踏み出して、ダイエットしてみよう。

するとマイナスがなくなって「叶」という字ができる。

マイナスなことを口から言わないで一歩踏み出せば、夢や希望が「叶う」のだ。

「『き・れ・い』はそれぞれ『く・ろ・う』の一つ上にある」

という品のいい名言もある。

▼△▼△▼

いちばん簡単なダイエット法

体重を記録するだけでダイエットになるように、自分自身の行動を詳しく記録することは、もっとも簡易にやる気を継続する方法です。


ひきこもりについての著作で知られる精神科医の斎藤環《さいとうたまき》の言葉だ。

やせている人は、お腹が減ったら食べる。

太っている人は、満腹じゃなくなったら食べる。

体重と食べたものを記録するだけでダイエットになるように、自分自身の行動を詳しく記録することは、とても簡単で、私もこの方法で4ヵ月で10キロの減量に成功した。毎朝体重を計り、毎食食べたものを書くだけのレコーディング・ダイエットだ。

『いつまでもデブと思うなよ』（新潮新書）などで有名な評論家、岡田斗司夫《おかだとしお》によれば、空腹で気持ちが悪い状態をレベル1、満腹のあまりお腹が痛い状態をレベル10とすると、お腹いっぱいで満足のレベル７まではなく、お腹がすいてないという状態のレベル６までで食べるのをやめると、１日の摂取総カロリーを無理なく減らすことができるそうだ。

そして「ビジネスマンはとくに目標達成に喜びを感じる傾向があると思うが、記録するダイエットはまさに数字を達成する喜びそのものだ。カロリー管理を実践するようになると、体重は簡単に落ちるので、それが楽しくて仕方ないんだ」とも言っている。

もう人生が終盤にさしかかってきたという人も、記録するのが面倒と言わず、記録をこれまで以上に大切にすべきだ。

中高年になれば２人に１人は高血圧だ。できれば体重測定だけでなく、起床直後の血圧測定、前日分の歩数記録の３つはやっておくことをお勧めする。

実際、大学病院では私は患者さんにこういう日誌記載を必ず行ってもらっている。

朝のトイレ後、食前の体重は連日測定のための条件としては最適。朝食前なのでその日の食事や水分摂取量の影響を除いた純粋な体重測定ができるわけだ。

また、歩数にしても同様で、前日あまり歩いていなければ今日は頑張って歩こうという意欲向上に役立つし、なんといっても歩数計を装着するだけでも１日１０００歩の歩数増加につながるという研究結果もある。

レコーディング・ダイエットをお勧めします。

イライラしたらやけ食いのために冷蔵庫に向かうんじゃなくて、散歩に出なさいよ。

▼△▼△▼

空腹感を消す方法

食欲をコントロールする上で最も影響力のある因子は、エネルギーレベル、脂肪の備蓄、精神的影響の3つ。もしこれら3つの要因を上手くコントロールできるなら、空腹感を和らげ、食欲を抑えることができる。

以下がそれらを可能にする方法だ。

①一日で最もたくさん食べる食事（夕食？）の前に運動をする。運動は食欲を抑えるので、ジョギングや自転車漕ぎやウォーキングを、たくさん食べる食事の前にすると、たくさん食べずにすむだろう

②十分水を飲む。水は満腹感を得るのに貢献し、空腹感も癒《いや》してくれる

③食事は何度かに分けて少量を食べる。血糖値を一定に維持することが可能になり、異常な食欲を抑えることができる
④寝る2時間前から何も食べない
⑤お腹が空いたと感じたときのみ食事をとる。いつもの夕食時間になったという理由だけで、7時になったら必ず食事をするというのはやめよう

現時点で最も確実に老化を防ぐ効果があると言われるアンチエイジング方法が、カロリー制限だ。

猿の実験では同じ年齢の動物のうち、カロリー制限を行った動物は老化を原因とする死亡率が、普通の動物と比べてわずか36％だったそうだ。つまりカロリー制限をすると老化での死亡を先延ばしできるのだ。老けたくなければ食べすぎるなということだ。

ダイエットには「残す勇気」が大切だ。体重60キロの人が10分（1000歩）早歩きしてもわずか35キロカロリーしか消費しない。おにぎりを半分食べただけで、100〜150キロカロリー、つまり30分以上余計に早歩きしないとカロリーを消費できない。

長生きして幸せな生活を送るためには、お弁当のごはんを半分残す、おにぎりを2個じゃなくて1個にするなどの工夫が必要というわけだ。

小中学校の給食でも、食べ物は残さないように厳しく指導されてきた。まして、戦中派や戦後間もないモノ不足の時代に生まれた人にとっては、食べ残すなんてとても悪いことだった。

しかし、現代はそれが正反対になってしまった。今のような飽食の時代は、人間の歴史上はじめてのことらしい。

それでも食べ残しが気になるまじめなあなたは、食べ物を極力買わないのがいちばんだ。なに？　それでも我慢できない？

あなたがこっそり一人で食べているものが、あなたが人前で着るものになる。

脂肪は言いわけの塊《かたまり》。

この言葉を噛みしめてほしい。

▼△▼△▼

太らない食べ方

空腹は綺麗《きれい》のスパイス

女子大生タレントの先駆けだった川島《かわしま》なお美《み》は、その後女優としても活躍。きれいが身上の彼女の言葉だ。あのスタイル維持は空腹なしには達成できなかったわけだ。

「空腹は最高の調味料」

という言葉もある。

食欲をつかさどっているのは、脳にある視床下部《ししょうかぶ》という部分だ。ここに空腹を感じる「食欲中枢《ちゅうすう》」という部分と満腹を感じる「満腹中枢」と呼ばれる部分がある。

食欲中枢が刺激されると食欲がわき、満腹中枢が刺激されると食欲がなくなる。

食欲は血糖値と密接な関係があり、血糖値が80〜90㎎／dL程度まで低下すると、「食欲中枢」が刺激される。脳は副腎からアドレナリン（エピネフリン）やコルチゾールの分泌、膵臓《すいぞう》からのグルカゴンの分泌、下垂体から成長ホルモンの分泌を起こし、これらのホルモンはすべて肝臓から血液中へのブドウ糖の放出を引き起こす。また、胃の中が空《から》になると、「グレリン」というホルモンが出て、これも「食欲中枢」に働いて空腹感を抱かせる。

一方、血糖値が上昇すると、血糖を下げるインスリンが膵臓から分泌され、インスリンの刺激を受けて脂肪細胞から「レプチン」というホルモンが出て、「満腹中枢」に作用して食欲を抑える。

胃の大きさは、本来は握りこぶし程度だ。ということはそのくらい食べれば本当はお腹は膨れるはずだ。いかに普段食べるのが多すぎるかがわかるだろう。

太らない食べ方として私がお勧めするのは次の3つ。

第一に、炭水化物を過剰に食べないようにすること。炭水化物は糖として吸収されやすく、食後血糖が上昇しやすい。血糖が上昇すると、血管を傷《いた》める原因になるし、高血糖を改善するべく膵臓からインスリンが分泌されるので高血糖から低血糖に急激に変化しやすい。血糖が急に下がれば当然また食欲が出てきて食べてしまうという悪循環に入る。

第二に、満腹になるまで食べないこと。前にも述べたが、岡田斗司夫著『いつまでもデブと思うなよ』（新潮新書）によれば、空腹で気持ちが悪い状態をレベル1、満腹のあまりお腹が痛い状態をレベル10とすると、お腹いっぱいで満足のレベル7ではなく、お腹がすいてないという状態のレベル6で食べるのをやめることが重要だそうだ。

第三に、お腹がすいてもすぐに食べないこと。お腹が鳴り出した状態、あるいは空腹を感じる状態のレベル4でなく、はっきりお腹が空いたという状態のレベル3でようやく食べはじめるべきだと言う。

冷たい水やコーヒーを飲んだり、散歩したり、空腹感をそらす方法はいろいろあるはずだ。

▼△▼△▼

食欲を上手に抑える秘訣

ダイエット方法がたくさんあって何をやればいいかと悩んでいるあなた
どれでも好きなものをやればいい
何をやっても痩せられるのだ
続けさえすれば

低糖質ダイエット、低脂肪ダイエットなど、いろいろなダイエット法が提唱されているが、医師の指示に基づいたものであれば、現在のところどの方法でも続けさえすれば、長期的に穏《おだ》やかな減量と健康リスクの改善効果を達成することができるとされている。

食欲には、「感覚的な食欲」と「生理的な食欲」がある。

「感覚的な食欲」を抑える方法は、食べ物を見える範囲に置かないこと。買い物をする際にも、安いからといってまとめ買いをせず、必要なときに必要なだけ買うようにしよう。

「生理的な食欲」を抑える方法は、血糖値をなるべく一定に保つようにすること。生活習慣をしっかりと整え、睡眠をしっかりとって血中のグレリン（食欲を増進させるモルモン）を抑えてレプチン（食欲を抑制するホルモン）を増やすようにしよう。

脳内のヒスタミン濃度が低下すると食欲が亢進《こうしん》する。そこで、ヒスタミンの原料となるヒスチジンを多く含むマグロ、カツオ、ブリ、サバ、サンマなどの青魚や鶏胸肉、豚赤身肉などの肉類、チーズやヨーグルトなどの乳製品、大豆やきな粉などの大豆製品を食べよう。

食事時の最初にカロリーが少なく食物繊維の多い野菜やきのこ類から食べ、次に肉、魚などのタンパク質、最後に炭水化物をとるように心がけよう。

脳内のセロトニンの量が減ると、脳は快感を得たくて落ち着かなくなる。手っ取り早く得られるのは食事による快感だ。そのため食欲がわく。だから、脳内セロトニンを減らさないようにしておけば、食欲もそんなにわかない。

脳内セロトニンの分泌を促進する方法は、①日光を浴びること、②規則性のある運動をすること、③人とのふれあいをもつことの３つだ。

その中でも、規則性のある運動はカロリーも消費してくれるから、ダイエットには一石二鳥だ。

▼△▼△▼

つまみ食いをしそうなとき

食欲一瞬、デブ一生

ダイエット方法がたくさんあって何をやればいいかと悩んでいるあなた。どれでも好きなものをやればいい。何をやってもやせられるから。ただ、続けさえすれば。

ダイエットの環境はそろっている。食材の甘さやボリュームを感じながら、太らないカロリーゼロの炭酸飲料、低カロリーのアイスクリーム、低カロリーの麺なども店頭をにぎわしている。

何かやろうと思ってもぐずぐずして20秒以上たってしまうと、せっかくの決意がゆらいで、やる気がなくなってしまうという。それを逆手《さかて》にとって、よほどの飢餓《きが》状態でない限り、20秒間、食事から注意をそらせられれば、食欲を遠のかせることができる。

食べようとするとき、買おうとするとき、

「それはあなたの体重を増やしてまでも、食べる価値のあるものなの？」

と自問しよう。

空腹を感じたときは弱気になりがちだ。意志の弱い自分に負けるな！　誰でもいいので、「あなた太ったね」と言った人を見返してやるという気持ちでもいい。

言いわけをしながらつまみ食いをしそうになったときに、次の言葉を思い返してみよう。

私は自分自身にお腹が空いていないと催眠《さいみん》をかけるの。そうすると魔法のように食欲が消える。もしくは鏡を見るの。鏡の中の私の身体を見れば、それを絶対に失いたくないと思うから。――ミランダ・カー（モデル）

私をお腹いっぱいにするものは、私を破壊する。——アンジェリーナ・ジョリー（女優）

あこがれの女性、ミランダ・カーもアンジェリーナ・ジョリーも、みなスタイル維持のために節制している。我慢しているのは、あなただけではないんだ。

なに？　もともと女優顔じゃないから、放っておいてくれって？

やむを得ない。それじゃ、遠慮しないで、言わせてもらおう。

「ちょっと待て、そのひとくちがデブの元」

▼△▼△▼

脂肪を撃退するために

脂肪貯《た》めずに金貯めろ

いったん太ってしまったあとに体重を減らそうとしても、実際はなかなか大変だ。

１００キロカロリー消費するのに要する運動と時間の関係は、体重60キロの人の場合、軽い散歩や体操で30分、やや強い運動のウォーキング（速歩）で25分、自転車（平地）で20分、ゴルフで20分必要だ。

強い運動のジョギングで10分、自転車（坂道）で10分、テニスで10分、激しい運動のバスケットで5分、水泳（クロール）で5分前後行う必要がある。

たとえば、体重60キロの人が25分間早歩きしても、たかだか２５００歩の運動であり、わずか１００キロカロリー程度しか消費しない。

脂肪は1キロで９０００キロカロリーのエネルギーを生む。ただ水分もあるので、一般的に体重1キロを減らすとなると７０００キロカロリーを消費しなければならないので、25分間早歩き（１００キロカロリー）の70倍の、なんと１７５０分、約30時間も早歩きする必要がある。

過酷といわれているトライアスロンの競技でさえ、約７０００〜９０００キロカロリーの消費量、脂肪たった1キロ分にすぎない。

脂肪は割に合わない厄介者《やっかいもの》というわけだ。

▼△▼△▼

運動を長続きさせるには

毎日少しずつ。それがなかなかできねんだなあ。

詩人であり書家の相田《あいだ》みつをは、平易な詩を独特の書体で書いた作品で知られる。何事も継続はむずかしい。あの相田みつをも本音《ほんね》を言ってくれたんだと、何かほっとする思いがする。

台湾での41万人の8年間の追跡研究によると、1日15分の運動で平均余命が１００２日、約3年延びるという。1日15分の運動を8年間行うと、8年間で30日分の運動時間になるが、それで１００２日平均余命が延びるのだから、たった15分の運動をするだけで毎回8時間も余命を延ばした、すなわち30倍も余命を延ばせたことになる。

運動は続けなければ効果が出ない。運動を長続きさせることが特に大切となるわけだ。長続きさせるコツを以下にまとめたので、参考にしてください。

日常生活に通勤を取り入れる工夫

①遠回りをして歩こう
②エレベーターやエスカレーターをなるべく使わないで歩こう
③昼食を外食する場合は遠くの店に歩いて行こう
④バス停や駅を1つ手前で降りて歩こう
⑤高層ビルなら行き先階の2～3階手前でエレベーターを降りて階段を昇ろう
⑥休日は買い物ついでにウィンドーショッピングをしよう

運動を長続きさせるコツ

①万歩計をつけて毎日の記録を残しよう
②景色のいいところを散歩しよう
③音楽を聴《き》きながら散歩しよう
④運動仲間をつくろう
⑤服装などファッションをいつもより派手めにして変化をつけよう
⑥栄養や睡眠を十分とろう

運動を行う際の注憲点

①他人と話をしながら続けられる強さの運動で、運動中や終了後に苦しさや痛みを覚えないようにしよう
②最初から頑張りすぎないで、自分の体調に合わせてマイペースで運動しよう
③運動も週休２日程度にしよう
④体調の悪いときには休もう
⑤頭痛・胸痛・冷や汗・脱力感などがあれば直《ただ》ちに運動をやめて、主治医に相談しよう
⑥運動中や運動後には水分補給を忘れずに行おう

▼△▼△▼ 睡眠時間に気をつける

寝るのはバカだ。みんな寝すぎだ。
私は死んだ後たっぷり眠る。

前にも登場したアメリカの発明家、トーマス・エジソンの言葉だ。

エジソンの睡眠時間は4～5時間とされ、短いので、成人の平均睡眠時間である6～8時間寝る人に向かって暴言を吐いたのかもしれない。

しかし最近は、睡眠時間が極端に短いのは健康によくないことがわかっている。

健康な人でも1日10時間たっぷりと眠った日に比較して、寝不足（4時間睡眠）をたった2日間続けただけで食欲を抑えるホルモンであるレプチン分泌は減少し、逆に食欲を高めるホルモンであるグレリン分泌が亢進するため、食欲が増大する。

ごくわずかの寝不足によって私たちの食行動までも影響を受ける。実際に慢性的な寝不足状態にある人は糖尿病や心筋梗塞《しんきんこうそく》や狭心症などの冠動脈疾患《かんどうみゃくしっかん》といった生活習慣病にかかりやすい。

一方、睡眠時間が長ければ長いほどいいかというと、そうではないこともわかっている。寝すぎると二日酔いとよく似た状態になる。科学者はそれを「睡眠酩酊《めいてい》」と呼んでいるが、見当違いな「寝だめ」をすることで一日のサイクルを司《つかさど》る脳の部分が混乱し、体が重く感じるようになる。

体内のリズムは24時間周期にセットされている。目から入ってくる光の信号が主なきっかけとなって、この生体時計は朝であることを認識し、化学的なメッセージを送り、体内の細胞の時計を合わせる。

寝すぎてしまうとその生体時計が狂い、実際の状況とは違ったことを細胞に伝えはじめる。そしてこれが疲労の感覚を引き起こす。これは時差ぼけの仕組みと似ている。

過剰睡眠が常態化すると、糖尿病や心臓病、肥満のリスクが増大する。ハーバード大学の調査によれば、一晩に９～11時間寝る人は、きっちり８時間寝る人に比べて、記憶障害や心臓病の率が高かった（寝不足はさらにリスクが高い）。他の研究では、寝すぎは糖尿病や肥満、そして早期の死にまで関連があるとされている。

▼△▼△▼

朝はゴールデンタイム

早起きは三文の徳
一日を楽しく始めるためにも重要な格言だ。

どうして子どものころはあんなに朝が苦手だったのだろう。朝なかなか起きられず、出かけるのがギリギリになって、学校に遅刻してしまったり……。

わが子にだけは英語の早期教育をさせようと、朝6時にNHKラジオ基礎英語を一緒に聞こうと起こしたが、子どもは聞きながら眠ってしまって、成就《じょうじゅ》できなかった。

ところが、年を重ねるにつれ早起きになる。

私は典型的な夜型生活だったが、還暦《かんれき》が近くなってからは、朝4時半ころに自然と目が覚めるようになった。今では完全な朝型生活で、6時台には大学にいる。人は本当にずいぶんと変われるという見本のようなものだ。

そんなに早起きして眠くないかって？　意外に眠くなく、朝は爽快《そうかい》そのもの。起床とともに、ゴミ捨て、洗面、シャワー浴と続けざまに体を動かせば、眠気は完全に消失する。

前日の疲れがとれている早朝だから仕事の能率はとてもよく、短時間でどんどん作業がはかどる。新しいアイデアが生まれるのも、この時間帯がいちばん多い。

たとえば、前の晩に書いた原稿の推敲などはまさにうってつけ。疲れの抜けた脳がフル稼働して、引き締まった文章にしてくれる。その日の仕事の準備を万端にできるのも、心に余裕をもたらしてくれる。

そういう貴重な早朝の時間を無駄にしないために、注意していることもある。朝は、①新聞やスマホを見るのはなるべく短時間にすること、②テレビを見ないこと、③音楽を聴《き》かないこと（音楽が嫌いなわけでは決してない）。

せっかく新鮮な脳に、いやな暗い情報を入れたり、音楽で感情を高ぶらせるのは、もったいない。せっかくの「朝のゴールデンタイム」が台無しになるから。

「ゆっくり昼まで寝かせてくれ」という中高年は、ちょっと危ない状態だよ。中高年になれば早起きが普通だ。早く起きられないのは、高齢者うつ病かもしれない。あるいは体力が低下する悪い病気があるのかもしれない。ご用心ご用心。医師の立場から、かかりつけ医に相談するのがいいと思う。

▼△▼△▼

私のダイエット体験

綺麗は努力、恋は努力、お金も努力。

努力で治《なお》らないのは根性くらいよ。

美容家でタレントのＩＫＫＯが『ＩＫＫＯ心の格言２００』（エムオン・エンタテインメント）の中で語っている。

ＩＫＫＯはダイエットに成功したが、その秘訣は運動とカロリー制限という、まさに正攻法だ。

一方の私は、講演後の懇親会などで土地の名産が出ると、遠慮せずにごちそうになる。翌朝もホテルのビュッフェで朝食をとる。当然、カロリー過多になり、太る。

そこで、勤務地の仙台にいるときに限って、3年前から低カロリーダイエットをしている。基本は低糖質食で間食なし。具体的には、ごはんとみそ汁は食べない。代わりに、絹ごし豆腐４００グラムか木綿豆腐４００グラム1丁、こんにゃく1枚、大盛野菜、そしてコンビニのおかず1品を1日3食。そして総合ビタミン剤。野菜ドレッシングはなるべく低カロリーのものを数種類用意して、そのときの気分で選んで食べている。

豆腐とこんにゃくは私の好物でよかったと思う。

空腹時はミントか飴、水分補給、軽い運動をして空腹感をごまかし、それでもどうしてもお腹がすいたら飴玉を2、3個なめる。

糖質は、週に1回の天ぷらそばと、週に1回の病院食。これでなんとか体重を戻している。

自分の失敗を努力不足よりも、能力のなさや不運のせいにしがちだ。

でも、努力も考えもせずに何かが起こることを期待してはいけない。

あらゆる物事の達成には、それ固有の困難がともなうことを自覚しよう。

継続と忍耐によって価値あるものを達成できる。

暗くならずに、「空腹はやせへの友だち」ぐらいの明るい気持ちで続けたい。

第5章　言葉のサプリメント

▼△▼△▼

いつも死を身近に意識する

いつか死ぬということを忘れず、今日を徹底的に生きることです。

これは105歳を全《まっと》うされた、健康長寿のシンボル的存在だった医師、日野《ひの》原重明《はらしげあき》先生の著書『今日すべきことを精一杯！』（ポプラ社）のオビに書かれている言葉だ。

「『死ぬことを考えろ』なんて、縁起《えんぎ》でもないことをいわないでください」と怒る人は多い。

「メメント・モリ」はラテン語の格言。「メメント」は英語のメモリーとかメモライズということで、心にとどめるとか忘れない、ということ。「モリ」は、英語のモータルで、必ず死ぬということ。「メメント・モリ」とは、「必ず死ぬことを忘れるな」という意味だ。

死を望む者なんてまずいない。天国へ行くことを望む人でさえ、そのために死にたいとは思わない。しかし、過去に死を免れた人はいない。

多くの人は普段、死になどあまり関心を払わない。

しかし、私は医師という職業上、「死」を身近に意識して生きている。

その上、現実には何の危険因子ももたない人が突然心筋梗塞《しんきんこうそく》になったり、何の問題もなさそうな若者が翌朝布団の中で冷たくなって発見されることもある。つくづく、人の命の明日はどうなるかわからないものだと思う。

アップルの創業者、スティーブ・ジョブズがスタンフォード大学の卒業式での講演で、卒業生たちに言っている。


自分が間もなく死ぬことを覚えておくことは人生の重要な決断を助けてくれる私が知る限り最も重要な道具だ。

なぜならほとんどすべてのこと、つまり、他の人からの期待や、あらゆる種類のプライド、恥《はじ》や失敗に対するいろいろな恐れ、これらのことは死を前にしては消えてしまい、真に重要なことだけが残るからだ。

いつかは死ぬということを覚えておくことは落とし穴を避けるための私が知る最善の方法である。

何かを失うと考えてしまう落とし穴を。

あなたはもう丸裸だ。

自分の心のままに行動しない理由はない。

死は避けられないものだということを忘れなければ、今度は、今日を能動的に生きるにはどうすればよいか、ということをしっかり考えるようになるはずだ。

▼△▼△▼

心の中は「51対49」

心の中の勝負は五一対四九のことが多い。

心理療法の大家で臨床《りんしょう》心理学者の河合《かわい》隼雄《はやお》が言っている。

心はいつも拮抗《きっこう》している。白と黒が僅差《きんさ》で闘っている。

疲れていてなんとなくやりたくないなあという目の前の仕事も「100対0」でやりたくないのではない。無意識のほうでは、この気持ちの対立はせめぎあっていて、「51対

49」くらいの僅差の勝負になっている。

意識の上にちょっとだけ出ている部分だけをとらえて「全然やる気が起こらないし……」と言っているだけなんだ。その証拠に、名言集などで誰かに励まされたり、癒《いや》されたり、はたまた運動したりコーヒーを飲んだりするだけで、すっかり気分が変わってしまうじゃないか！

2％の僅差を自分で決めて、前に進んでいくために必要なものは、ほんのちょっとしたきっかけと勇気、積極性だけで十分なんだ。

じゃあ、どう行動すればいいかって？　あなたのやりたいことに正直に向かうのがいちばん力を注ぎやすいでしょ。なに？　何か戦略はって？

今は「ＶＵＣＡ」の時代と言われる。

Volatility（激動）
Uncertainty（不確実性）
Complexity（複雑性）
Ambiguity（不透明性）

この４つの頭文字をつなげた言葉だ。

さらに、人工知能（ＡＩ）やロボット技術の進化により、社会やビジネスの複雑性が増し、不透明性が高くなり、視界不良の時代に突入している。

日経産業新聞２０１７年１月６日付で、実業家の堀義人《ほりよしと》氏は「ＶＵＣＡな時代」への対応策として「ＶＥＤＡ」を提唱している。

Vision（自ら立つべき座標軸、向かうべき方向感覚をもつ）
Education（世界で何が起こっているかを自ら学習し続ける）
Dialogue（意識的に自分と対極のさまざまな人と対話を重ねる）
Action（解決策の端緒《たんしょ》を開くべく、行動し続ける）

この頭文字をつなげた言葉だ。

ＶＥＤＡはサンスクリット語で「知識・知恵」を意味する。ビジョンを描き（Ｖ）、自らを教育し（Ｅ）、対話を重ね（Ｄ）、行動（Ａ）を起こそうというわけだ。

▼△▼△▼

実行不可能に見えることでも

生まれたときから、肌の色や育ち、宗教で他人を憎む人などいない。人は憎むことを学ぶのだ。もし憎しみを学べるのなら、愛を教えることもできる。愛は、憎しみに比べ、より自然に人間の心にとどくから。

ネルソン・マンデラは27年間におよんだ獄中生活をへて、南アフリカ初の黒人大統領に就任した。少数による支配とアパルトヘイトからの移行という課題を乗り切り、国内と国家間の和解を推進し、ノーベル平和賞を受賞した。

獄中から釈放翌日の記者会見で、マンデラは穏《おだ》やかな表情を見せながら、「白人も同じ国民であり、彼らの貢献には感謝している」として、自らを刑務所に追いやった白人政権への恨みを一切口にしなかったという。

抑圧されてきた黒人による報復を恐れていた白人たちの表情が安堵《あんど》に変わった瞬間だ。

人種や宗教の壁を乗り越え、憎しみと決別するように訴えたマンデラのこの言葉に、世界の指導者たちは改めて耳を傾けてほしいと思う。

あなたは不可能だと思って、取り組むことをやめたりしていないか?

あなたは無意識のうちに現状維持でいようとしていないか?

何か新しいことに取り組もうとする場合には、現状を壊すので恐怖がともない、取り組むべき物事も不可能に見えがちだ。でも誰もが経験をしたことがあるように、やってみれば、思っていたよりも簡単だったということはよくある。

成し遂げたあとでは、ほとんどのことは大したことではなくなる。実行不可能と思われることでも、とにかくやってみて近づけば、大変ではなくなるのだ。

▼△▼△▼

「ピンチはチャンス」精神

チャンスは、苦境の最中にある。

アルバート・アインシュタインは相対性理論などで知られるドイツ生まれの理論物理学者だ。そのアインシュタインが言っている。

２０２０年はコロナウイルスが全世界を震撼《しんかん》させた。ポスト・コロナを語るにはまだかなり時間がかかりそうだ。今はウィズ・コロナの対策が急務だ。

しかし、戦後、私たちは何度も危機に直面してきた。私が子どもだった１９６０〜１９７０年代は、高度経済成長の波にのってカラーテレビなどの電化製品が家庭に普及する一方、公害、光化学スモッグ、オイルショック、交通地獄、通勤ラッシュなど多くの困難に見舞われた。

私の中学時代の夏休みの宿題で、「環境問題への対策を述べよ」という作文の宿題が出され、私は「工場の操業を一時停止するか、自家用車の使用を制限するしかない」と書いた。

しかし、それから半世紀経った現代はどうだろう？　東京湾のヘドロはなくなり、水はおいしくなり、青空の日が増え、燃費のいい車や電気自動車が実用化されている。車の数は激増したのに、交通事故死が激減し、通勤の混雑はだいぶ改善された。

これらは、１９６０〜１９７０年代の困難の最中に、私たちの先輩の日本人が果敢《かかん》にチャレンジし、改良を行うとともに、それがその後の海外展開のいいチャンスにつながったのだ。まさに、「ピンチはチャンス」なのだ。

誰でも困難に見舞われると投げ出したくなる。しかし、希望がないと思われるほどの困難なときでも挑戦をやめなかったわれわれの先人の努力によって、この世の中で重要なことの多くは成し遂げられてきた。

わが国を代表する2人の創業者も同様のことを伝えている。


かつてない困難からは、かつてない革新が生まれ、かつてない革新からは、かつてない飛躍が生まれる。——松下幸之助《まつしたこうのすけ》（パナソニック株式会社創業者）

発明はすべて、苦しまぎれの智恵だ。アイデアは、苦しんでいる人のみに与えられている特典である。——本田宗一郎《ほんだそういちろう》（本田技研工業株式会社創業者）

先人にならって、私たちも、問題を避けるためによく考え、工夫して行動しようではないか。多くの時間と労力を費やすかもしれないが、それを乗り越えたとき、新たな次元の幸せにとつながっていく。

今回のコロナ禍で健康障害はもちろん、経済的にも大きな打撃を受けている方々も大勢いると思う。行政や仲間に助けを求めながら、なんとか凌《しの》いでくださることを切に願う。

また、この機会に在宅勤務、ＩｏＴ（モノのインターネット）、ＡＩなどが一気に進歩・普及して、女性の社会進出がしやすくなるだろうし、通勤ラッシュも改善されるだろう。ほかにももっと多くの創意工夫で乗り切るべく挑戦すれば、前よりももっと明るい未来がきっと待っているはずだ。

▼△▼△▼

ゾーンに入る工夫をする

決して時計を見るな。


私が小学生のときに、父から「これは、エジソンの言葉だよ。いちいち時計など見ないで集中すると、いろんなことができるようになるんだ」と教えられた。あのアメリカの著名な発明家、トーマス・エジソンだ。

時計は生活の必需品だが、仕事をしている最中にしきりに時計を見て、「あともう少しで（就業時間が）終わる」などと考えながら仕事をするようでは、いい仕事はできない。時間を忘れるぐらい夢中になって仕事をしなさい、夢中になれる仕事をしなさい、ということだ。

人生に占める仕事の時間は実に長い。

その長い時間を、ただ生活費を稼ぐためにイヤイヤ働くのではなく、創意工夫をしながら主体的に働いてみると、なるほど、時間がたつことなんて忘れてしまうものだ。

この言葉は、「ゾーンに入る経験をしなさい」という意味もある。運動選手などでよくいわれる極度の集中状態に入っている状態を、ゾーンに入ると言うが、これには集中力を高める儀式が役立つ。

バッターボックスでバットを決まった型で動かすイチロー、サーブでテニスボールを何度も地面で弾《はず》ませる錦織《にしこり》、ラグビーでのキック前の独特の動きをする五郎丸らが有名だ。

私はというと、氷入りのお茶と熱いコーヒー入りの2個のサーモス製のカップを机の上に置き、靴を脱いで足つぼマッサージ機の上に両足底をのせることだ。

私は寝食を忘れるほど強力ではないが、5〜6時間休みなく続けても苦にならないゾーンに入りやすいことは確かだ。少しは父の言葉を守れているのかなと思う。

まず、時計やスマホをいちいち見ない時間を確保して、物事に集中してみよう。

▼△▼△▼

５つのＰの教え

私が使う「５つのＰ」（Perfect Preparation Prevents Poor Performance）は私の考えを簡潔に示してくれます。

５つのＰ（Perfect Preparation Prevents Poor Performance）は、「完璧な準備は不十分な結果を防いでくれる」ということ、つまり、十分な準備が、素晴らしい結果を導くということだ。ボビー・バレンタインの言葉だ。

ボビー・バレンタインは、アメリカの元プロ野球選手、監督。テキサス・レンジャーズとニューヨーク・メッツ、ボストン・レッドソックスの監督、日本プロ野球では千葉ロッテマリーンズの監督を務めた。やさしい笑顔と陽気な性格でファンを魅了した。

英語圏の人はこういう語呂合わせが好きである。「７Ｐ」というものもある。「Proper Planning and Preparation Prevents Piss Poor Performance」（適切な計画と準備は

どうしようもなく不十分な結果を防いでくれる）

こちらは、アメリカやイギリスの軍隊などでよく使われているという。

オーストラリアの大学に留学したとき、そこで驚かされたのは、ほとんどの研究者は前日帰宅する前に、翌日行う実験道具を机の上に準備し、翌朝出勤すると直《ただ》ちに実験にとりかかっていたこと。そして歓迎会や送別会も昼食時間を利用して行い、そこでいくらワインやビールを飲んでも、昼食時間が終了すると直ちに実験に戻ったことだ。もちろん彼らは着実に成果をあげていた。まさに、「５Ｐ」「７Ｐ」を実践していたわけだ。

彼らは金曜日の夕方までに成果が出ないと、土日も実験をしなければならないので、必死だったのだとも思うが、徹底的にプロなのだと感心させられた。

夕方からごそごそ深夜まで実験したり、土日に睡眠時間を削《けず》って実験をしたり、お酒を飲むとあとは使いものにならなくなっていたりした日本での私だったが、それは単に私自身の時間管理が甘いだけだったんだと、鋭く指摘された感じがしたものだ。

働き方改革で定時退社が議論を呼んでいる日本に比べて、のんびりライフスタイルであるオージーライフの本場、メルボルンでは30年以上前から残業ナシの働き方改革はすんでいた。むしろ日本人のワークスタイルこそ勤勉ではなく、ダラダラそのものだと反省させられたものだ。

▼△▼△▼

チャンスを見逃す人、見逃さない人

多くの人はチャンスをつかむことができない。
チャンスは作業着を着ており、大変そうに見えるからである。

前にも登場した発明家、トーマス・エジソンが言っている。

私は医師になって約40年になるが、医学は本当に日進月歩だ。しかし、新しい治療法を確立するまでの道のりは厳しい。

「Aという薬がBという病気に有効だ！」というマスコミの科学的発見記事などは、あくまで動物にしか効《き》かなかったり、その後予想もしない副作用が出たりして、結局は治療法として世に出ないことも多い。それでもめげずにコツコツ仕事を進めていく。

このように日々の医療の現場は地道な仕事の繰り返しが基本だ。

地道な仕事の繰り返しは、医療に限らず、ほとんどの職業でも同様だろう。

この世の労働者の大半は、「給料をもらって働く人」だ。当然、「給料の分だけ働けばいいや」という人が多いだろう。しかし、「志」の高い人はまったく考え方が違う。「志」の高い人は「働いた結果、給料をもらう人」だ。つまり、会社にやらされているという会社の奴隷ではなく、自ら工夫してやっている主体性をもった個人なのだ。

会社の奴隷でも、主体性をもった個人でも、誰でも一生のうちに何度かチャンスはまわってくる。ただ、それは誰もが希望するような夢のような、成功の甘い香りのするものではない。思いのほか地味で見過ごされたり、あるいは難儀《なんぎ》で避けられたりすることの中にチャンスは潜んでいる。

給料分だけ働くんだ、なるべく楽をして働くんだ、と思っている人には、チャンスはチャンスと見えない場合がほとんどだ。

人生の成功の秘訣は、チャンスが来たときに、それに対する準備ができていることである。

チャンスはいずれ訪れると信じ、常に準備を怠《おこた》らずに地味な修練を行うこと、より高い志をもって働くことだ。そうでなくてはチャンスが来ても、ものにする力を備えることができないだろう。

下足番を命じられたら、日本一の下足番になってみろ。そうしたら、誰も君を下足番にしておかぬ。――小林一三《こばやしいちぞう》（実業家）

小林一三の言葉も参考になる。

▼△▼△▼

価値ある人生にするために

他人のために尽くす人生こそ、価値ある人生だ。


先ほど登場したアルバート・アインシュタインが言っていることだ。

他人のために自分を犠牲にしなくてはならない、自分を大事にするな、と修身めいたことを言うつもりはない。

まず、自分のため働くことで何ら構わないと私は思う。

あなたはまずあなた自身のために一生懸命働こう。それが、あなたに喜びをもたらすだろう。

しかし、あなたの喜びをもっと高めたいのなら、他人のために尽くすことを勧めたい。実際、家庭をもったり、子どもをもったりして、自分より相手のことを考えて行動すると、喜びを得られるので、この意味を実感できる。

日本の教育制度では、医学部学生は大学入学時にはよく勉強しているが、4年生ごろまでは勉強に対して気がゆるむ人が多い（その分、クラブ活動に励んでいることが多い）。だが、4年の後半から病棟で実際の患者を受けもつことで、初心を思い出して勉強に集中し、卒業して医師国家試験に合格して医師になったとたん、深夜まで嬉々《きき》として働くハードワーカーが多く、安心させられる。

彼らも自分のため（利己）の幸せより、利他の幸せの大きさに気づき出すからにほかならない。

ただ、最近は困った問題がある。それは親の介護などのために、結婚を諦《あきら》める子どもたちが増えていることだ。これは大問題だ。子どもの代で家が途絶えてしまう。命をつなげない幸せは、本末転倒ではないか。

子どもにひたすら自己犠牲を強《し》いるのではなく、もう少し、子どもが自分のわがままを通せるような社会を構築していく必要がある。リハビリや介護は、このような意味でも大切だ。

私は腎臓病《じんぞうびょう》と運動・リハビリの関係についてネズミの研究で論文を書いた。次に腎臓病の人でも研究を始めたが、ネズミでも人でも、私と同様の研究をする人はほとんどあらわれなかった。

そうした状況に、私が退職したり死んだりしたら、続けて研究をやる人はいるのかと不安になった。

そこで有志とともに「日本腎臓リハビリテーション学会」を設立した。しっかりした組織をつくれば興味のある人が安心して参入してくるのではないかと思ったからだ。

今では、学会の会員は１７００名に膨《ふく》らみ、腎臓病と運動・リハビリの関係についての研究や診療が活発に行われるようになり、その現象は世界的にも注目されている。

さらに、腎臓リハビリの診療報酬の導入にも成功し、保険診療としての腎臓リハビリにも道ができた。これらは、私には一円の利益にもならないことだが、利他の努力をした結果、とても大きな幸せをいただいているわけである。

▼△▼△▼

いやな相手からも学べる

すべてのものには、学ぶべきことがある。

『奇跡の人　ヘレン・ケラー自伝』（小倉慶郎《おぐらよしろう》訳、新潮文庫）に出てくるヘレン・ケラーの言葉だ。

ヘレン・ケラーはアメリカの教育家、社会福祉活動家。視覚と聴覚の重複障害者（盲ろう者）でありながらも世界各地を歴訪し、障害者の教育・福祉の発展に尽くした女性だ。

私は地方の公立小中高校出身で、エリートとは無縁の経歴だ。中学の英語授業では、卒業までに3年生の教科書の半分しか終わらなかった。それでも医学部に合格できたのは、独学で勉強すべき受験参考書の情報などを高校時代に詳細に教えてくれた兄のおかげだ。高校時代に独学したことで、自主的に学ぶ習慣がついたことがその後の人生では好都合だった。意味のない経験はない。

人間関係も同様だ。

人には必ずどこかいいところがある。相手のいいところを探し出して、自らの参考にさせてもらったり、相手のいいところを伸ばすことに協力すべきだと思う。

今日一日、どんな人と出会い、どんなことを学ばせてもらうかを考えるだけで、とても楽しい毎日になる。

「みんな、いやな奴ばかりだよ。学ぶことなんかないよ」だって？

別に、いやな奴と無理に仲よくしなくていいんだ。ただ、いやな相手でも少しは尊重しないといけない。これぱっかりは、お互いさまだから。

そこで相手にあまり期待しないで、いろいろ問題がある可愛い奴くらいに、余裕をもって接してみよう。そうすれば、あんな奴だがこの点だけは可愛い、大したもんだという点が必ず見えてくるはずだ。そうなると、まさにその点が、学ぶべきことになるのだ。

なに、どうしてもいいところが見つからないって？

まあ、ごくまれにはそんな相手もいるかもね。そんな場合は、仕方ない。相手の悪いところを反面教師として学べばいいのだ！

やっぱり、すべてのものには学ぶべきことがあるのは間違ってないんだ。

▼△▼△▼

幸せは自分の中から生まれる

幸福になる唯一の道は、幸福ではなく何かそれ以外のものを人生の目的に選ぶことである。

ジョン・スチュアート・ミルは、自由とは個人の発展に必要不可欠なものという「自由論」などで有名なイギリスの哲学者、経済学者だ。その彼は、幸福について、このように述べている。

私は毎週、電車に乗って仙台近郊の病院で内科外来を担当していて、もうかれこれ25年になる。同じ患者さんを25年も担当すると、加齢による体力の低下や認知力の変化、合併症の進行の様子など、医師として参考になることが多い。

その往復の電車の中で、電車通学の高校生に遭遇することがある。あるとき、その中に「何でもいいからとにかく幸せになりたい」と言っている高校生がいた。朝ギリギリまで寝ていたのか、「眠い、疲れた、だるい」と無気力な言葉も多く、せっかくの若さが台無しだと残念に思う。

その高校生は、幸福は与えられるもの、どこかに転がっているものという考え方をしている。しかし、こういう人は、本当の幸福の意味をわかっていない。

私たちもそうだが、古今東西の偉人は幸福とは何かを自問自答し、幸福になりたいと思って生きてきた。その結論がこれである。

幸福とは何かなど考えずに、その場所でしっかり頑張る過程が幸福だ。

すなわち、幸福は与えられるもの、どこかに転がっているものと結論づけた偉人はいない。

パンを買うお金がなければ不幸であり、お金をもつことは幸福に関係するだろう。しかし、その人が収入や資産に比例して幸福かというとそうではない。

２０１５年にノーベル経済学賞を受賞したプリンストン大学のアンガス・ディートン教授らは、アメリカ国民を対象に年収と幸福度に関する調査を実施した。その結果、年収７・５万米ドル（約８００万円）までは収入が増えるにつれて幸福度も上がる傾向にあるが、そこからは変わらないと報告している。つまり年収７・５万米ドルでも年収10万米ドルでも、幸福度に大きく影響はしていない。

収入が増えるということは、それだけ仕事に費やす時間や抱えるストレスも増す可能性を含んでいる。年収が増えることでさまざまな買い物や体験もできる反面、こうした要因がからむことで幸福度に伸びが見られなくなるのかもしれない。

▼△▼△▼

忍耐が達成感になっていく

君の心の庭に忍耐を植えよ、その草は苦くともその実は甘い。

『高慢と偏見』などの作品で知られるジェーン・オースティンが言っている。

ジェーン・オースティンはイギリスの作家。18世紀から19世紀における田舎の中流社会の女性の私生活を皮肉と愛情を込めて描き、その作品は近代イギリス長編小説の頂点とみなされている。

私は仕事柄、早朝出勤、深夜帰宅の毎日だ。

研究は世界や全国を相手にした時間との勝負だ。他人に言わせれば「血のにじむ努力の日々」となるようだ。

しかし、実感はまったく違う。

身分が保証されたうえに、好きなことをして給料をもらっている好運を噛《か》みしめている。自分の好きなことだから、飽《あ》きることも、疲れることもあまりない。

身分の保証のない若い時分は、ネズミの動物実験中に新年を迎え、連休やお盆にも研究や論文執筆をするのが普通だった。必要な睡眠時間の確保もままならないときもあった。さすがにこんな生活がいつまで続くのかと悲哀や苦しさを感じたことも正直あった。

しかし、忍耐を続けていくと、案外それに慣れ、結果がともないはじめて達成感が勝ってくる。

次第に我慢するとか、つらいとかいう感じがあまりしなくなる。むしろ、明日はどんな成果が得られるかワクワクして、楽しみすら感じるようになる。

自分の仕事が認められて、身分が保証され、多くの人たちの役に立っているという実感が得られたころには、楽しさが苦しさを大きく上回った。

逃げないで、普通の人の努力よりほんの少しだけ大きな努力を続けていくことで、大きな甘い果実が期待できるのだ。

苦しいから逃げるのではない。逃げるから苦しくなるのだ。――ウィリアム・ジェームズ（心理学者）

ウィリアム・ジェームズの言葉も、同様に胸に迫るものがある。

毎年、医学生の担任をしているが、彼らは勉強をなかばゲームのような感じで楽しんで取り組んできたという。逃げずに立ち向かってきたんだなと感心する。

もちろん、試験勉強の暗記の量などは半端ではなく、大変だったこともあるのだろうが、楽しむすべを身につけた彼らは、医師になってからも、ずっと勉強をやめないでくれることだろう。医学・医療は日進月歩だから、そうでないと困るわけだし。

▼△▼△▼

恐れずに大きな夢を見る

不可能とは、自らの力で世界を切り開くことを放棄した臆病者《おくびょうもの》の言葉だ。

不可能とは、現状に甘んじるための言い訳にすぎない。

不可能とは、事実ですらなく、単なる先入観だ。
不可能とは、誰かに決めつけられることではない。
不可能とは、可能性だ。
不可能とは、通過点だ。
不可能なんて、ありえない。

モハメド・アリが言っている。アリは、アメリカの元プロボクサー。元ＷＢＡ・ＷＢＣ統一世界ヘビー級チャンピオン。蝶《ちょう》のように舞い、蜂《はち》のように刺す、といわれる華麗なフットワークと鋭い左ジャブを誇ったものだ。

１９８２年夏、私が医師になってはじめての海外旅行でアメリカ・ロサンゼルスに行ったついでにビバリーヒルズをタクシーでまわったことがある。黒人の運転手と仲よくなり、アリの自宅前まで行って、玄関で「日本から一目会いに来た若者がいる」と面会を交渉してもらった（運転手自身もとても会いたかったに違いない）。

残念ながら留守とのことで面会はかなわなかったが、１９８１年12月に引退したアリは、アメリカの国民的ヒーローだった。

さすが、元世界の王者、簡単には「不可能」なんて言葉を使わない。アリは、

「人生はボクシングと似ている。問題は倒れることではなく、倒れたときに立ち上がろうとしないことだ」

とも言っている。

アリは公然とベトナム戦争を非難して兵役を拒否し有罪判決を受け、ボクサー・ライセンスを剝奪《はくだつ》された。一時はアメリカで最も嫌われている有名人となったが、彼の戦争に対する見解が、アメリカ全体の戦争に対する見解となり、彼への支持の輪が広がった。

連邦最高裁でアリの有罪判決が破棄され、アリはリングに戻った経歴がある。

叶《かな》わなそうなものを、叶えるのが夢。自分の限界を自分で決めてしまったら、その先はない。——中田久美《なかだくみ》（バレーボール選手、監督）

新しい本田をゼロからつくる。挑戦を続ける。限界をつくらずに常に前進していく。

——本田圭佑（プロサッカー選手）

一流のスポーツ選手の考え方には一脈通じるものがある。

▼△▼△▼

「心の才能」が一流を育てる

一流選手だからといって、身体的な才能に恵まれているとは限りません。

身体的な才能はどうにかなるんです。たとえ足や手が短くても、短く見えないようにする方法はいくらでもあります。

それよりも大事なのは、何か壁にぶつかったときに諦めずもっと頑張ろうと素直に思える「心の才能」。

これがなかったら、一流になることはまず無理です。

シンクロに限らず、ほかの競技でも同じだと思います。


熱血指導で知られる日本のアーティスティックスイミングの指導者、井《い》村《むら》雅《まさ》代《よ》の言葉だ。

これほど直球で明快な言葉には、めったにお目にかからないのではないだろうか。さすが、日本や中国でコーチとして、選手を世界一流に育てあげた人物だ。

ところで、成功を収めるための最も重要な要素としてＧＲＩＴ（グリット）が注目を集めている。

Guts（度胸）：困難なことに立ち向かう
Resilience（復元力）：失敗しても諦めずに続ける
Initiative（自発性）：自分で目標を見据える
Tenacity（執念）：最後までやり遂げる

グリットとは、やり抜く力または粘る力だともいえる。困難に遭《あ》ってもくじけない闘志、気概や気骨などの意味をあらわす英語で、社会的に成功している方たちが共通してもつ心理特性として、近年注目を集めている。ペンシルバニア大学のアンジェラ・リー・ダックワース教授は、「才能やＩＱ（知能指数）や学歴ではなく、個人のやり抜く力こそが、社会的に成功を収める最も重要な要素である」として、グリット理論を提唱した。

グリットは生まれもった能力ではなく、今からでも身につけることができるもの。また知識や才能がなくても、グリットを強く意識して実践に生かすことができれば、物事を成功に導くことができる、という。

私も大学院生や若い医師に同じような言葉で助言するのだが、なかなか感じ取ってもらえない。あまりグリットというとパワハラよばわりされるので、どうしても表現がやわらかくなってしまう。

しかし、有名人が言っているのだからといって紹介すると、過激な言葉でも受け入れてもらいやすい。同じ言葉でも私が言ったのと、有名人が言ったのでは影響度、浸透度が大きく違うというのは心中複雑だが。

才能の違いなんて五十歩百歩、だからこそ、努力による差がこれまで以上に大きくつくのではないだろうか。

▼△▼△▼

生命の奇跡に感謝する

自分の存在そのものに価値があると信じる。

何度も登場しているアメリカの自己啓発作家であり実業家でもあるジェリー・ミンチントンが、『うまくいっている人の考え方　完全版』（弓場隆訳、ディスカヴァー携書）の中で言っている。

2020年3月、コロナ禍が大きくなるほんの1週間前、私はアメリカにいた。オーランドで国際リハビリ医学会の教育講演に招待されたのだ。講演をすませたあと、1時間ほどバスに乗って、かねてから行ってみたかったケネディ宇宙センターを見学した。

そこでは、NASAのスペースシャトルやその組み立て工場、サターンロケットの実物を展示していた。また、現役の宇宙飛行士から生《なま》の話を聞けるとあって（この日は女性のウェンディ・ローレンスさん）、多くの子どもたちが聞きに来ていた。

地球が太陽との距離で奇跡的な位置にあることなど、さまざまな要因が重なって、生命が誕生した。

最初の生命は約40億年前、地球誕生から6億年たったころの海の中で誕生した。材料は原始大気中のメタン、アンモニア、二酸化炭素などの無機物だった。これらに太陽光、雷の放電、放射線や熱、紫外線などのエネルギーが加わって、生命の素《もと》はつくられた。

2万～1万年前の氷河時代末期になると、もはや現生人類と変わりのない特徴をもった人類が世界各地にあらわれてきた。彼らは新人と呼ばれ、日本で言えば縄文人《じょうもんじん》や弥生人《やよいじん》にあたる。

最も奇跡的なのは、人の誕生の仕組み。

受精までには、射精された数億の精子のうち、卵子近くにたどり着くのは100匹ほど。その中の1匹だけが、排卵された卵子と結びつき受精となる。それはまったく奇跡的な出会いであり、無事に生まれ、現在に至るだけでも、実に奇跡的な素晴らしい人生なのだ。

だから、あなたはこの世に生まれてきたときから価値のある存在だ。別に特別なことをしなくても、あなたの人間としての生来の価値は不変である。

自分に価値があると思うこと、あるいは、ある状況において必要な行動をうまく遂行できる人間だと認知していることを「自己効力感」と言う。自己効力感が高い人、低い人がいて、高い人は一般的に社会で成功する人が多いという（自己効力感を高める方法については80ページ参照）。

自己効力感が低い原因には、①虐待《ぎゃくたい》を受けた経験がある、②ほめられる・認められる機会が少なかった、③自分で選択する機会が少なかった、④過保護に育てられた、⑤子ども時代に親が話をあまり聞いてくれなかった、の5つがあるという。

幼少時の影響が大きいわけで、子育てでは十分注意をしておく必要がある。

▼△▼△▼

夢をかなえる秘訣

夢をかなえる秘訣は4つのCに集約される。
それは「好奇心」「自信」「勇気」「継続」である。

『ウォルト・ディズニー　夢をかなえる100の言葉』（ぴあ）に収録されているウォルト・ディズニーの言葉だ。

ウォルト・ディズニーはアメリカのアニメーターであり実業家。ミッキーマウスの生みの親であり、ディズニーランドの開設者でも有名だ。

彼の言う4つのCとは、「好奇心 curiosity」「自信 confidence」「勇気 courage」「継続 continuity」。

・物事や変化をとらえる「好奇心」

・うまくできる能力があると信じる「自信」
・しっかりと一歩を踏み出す「勇気」
・あきらめずにやりとおす「継続」

この4つだ。4つをそろえよというハードルはなかなか高い。ないものねだりしていては進まないので、私は2つだけでも十分だから行動に移すべきだと思う。

たとえば、「好奇心」と「勇気」があれば仲間を呼びこむことはできるだろう。お互い励ましあい、協力しながら、自信と継続を備えていけばよい。

ウォルト・ディズニーも、決してひとりで4つのCを備えていたわけではない。兄に経理をまかせ、自分よりも優秀な数人の漫画家と会社を立ちあげ、あちこちの企業に協力を申しこんで、さまざまな職種の仲間を増やして巨大な企業に押しあげたんだ。

4つのCのうち2つがあれば、踏み出せる！　いや、4つのうち1つでもいい。意識して行えば、かなりの成功は期待できるはずだ。

▼△▼△▼

何を話題にするかで人物がわかる

偉大な人たちはアイディアについて話し、凡庸《ぼんよう》な人たちは出来事について話し、狭《きょう》量《りょう》な人たちは人々について話す。

前にも登場したエレノア・ルーズベルトの言葉だ。

何を話題にするかでその人物が偉大か、凡庸か、狭量かがわかるという、日頃ゴシップ好きな私としては冷や汗ものの名言だ。

確かに、実行力があって成果を上げている人は、今どんなことに張り切って仕事をしているか、自分の夢や思い、社会に貢献しそうなアイデアなどを語っている、

一方、昨日のニュースやドラマの内容、本日の予定、ヒットしている商品などのことばかり言っている人は、普通の人。

誰かにいやなことを言われた、誰と誰がつきあっている、あの人はなんで○○○○なの

など暗めの話ばかりしている人は、狭量な人とわかる。

偉大な人のアイデアは他の人たちにも大切なので、人が集まってくる。

普通の人はそれでよいとしても、狭量な人には他の人が参考になる情報がないので、なかなか人が集まらない。むしろ、類は友を呼ぶで、お互い不満を聞いてもらいたい人が集まってくる。

人生、毎日気持ちよく生きたいもんだ。自分の夢や目標があるなら、そんな狭量な人とはつきあわないほうがいい。


（私たちのまわりには）ごくわずかだが「火種のような人」がいる。

自らカッカッと炎を発し燃えている人だ。

その人のそばにいると熱気が伝わってくる。

職場をグイグイ引っ張っているのは、そんな人だ。――土《ど》光敏夫《こうとしお》（経団連会長を務めた昭和を代表する経済人）

▼△▼△▼

小さくても暗闇を照らす灯になる

暗闇を呪《のろ》うよりはロウソクを灯した方がいいわ。

もう一つ、エレノア・ルーズベルトが言っている印象的な言葉がある。

私のパソコン画面には、小さなロウソクの炎の写真がある。その写真を見ると、やる気が出るとともに、不思議と気分が落ち着く。

実際にロウソクに火を灯すと微量な水分とマイナスイオンが発生する。発生するマイナスイオンは約2万個といわれ、森林浴や滝から発生するマイナスイオンを上回るほどだ。部屋にいながら森林浴気分を味わえる。今は炎の形をしたランプやロウソクをたった数百円で手に入れられる。ボタン電池で本当の炎のように揺らめきも楽しめる。

私も医師人生40年の間には、研究結果を信じてもらえない、雑用のような仕事や会議ばかりで一日が終わってしまうなど、何度も失意の時期があった。そのたびごとに、この言葉とロウソクの写真を眺めることでとても癒《いや》され、励まされた。

「今の世の中、右も左も真っ暗闇じゃござんせんか」というのは、なつかしい鶴田浩二《つるたこうじ》の「傷だらけの人生」の歌詞だが、それならば自分自身が灯をともそうということだ。たとえそれがロウソクのような小さな灯であろうとも、暗闇に輝き、いずれは他の人たちへの道案内や心の安らぎ源になるかもしれないのだ。

私にとってのロウソクの炎は、自らの情熱や目標をもって輝く自分自身であると思っている。具体的には新しいリハビリの普及・啓発と人材養成だ。

再生医療の研究などで注目を集める人が眩《まばゆ》いばかりの光を放つ。

しかし、重要な仕事や研究テーマはそれだけではない。この世の中には、各自が目標と固い意志をもって灯をともしている人はたくさんいる。

眩い光を一時的に消して、目を凝《こ》らせば無数のロウソクの灯が浮かびあがる。これらも人の将来を左右するかもしれない重要な仕事や研究をしている人たちの希望の灯そのものだ。

われわれ一人一人がそれぞれ一つの灯になれば世の中をもっともっと明るくできるのではないかと思う。

▼△▼△▼

試練に見舞われたときも

生き残るのは、最も強い種《しゅ》ではない。最も賢い種でもない。環境の変化に最も敏感に反応する種である。

『種の起源』などで知られるイギリスの生物学者、チャールズ・ダーウィンの言葉だ。

日本は今激動の時代にある。終身雇用、年功序列が過去のものとなり、有名大学や有名企業のブランドが崩壊している。いい学校、いい会社に入り、定年まで勤めあげて、いい老後を望むという方程式はとうの昔に消滅した。

さらにグローバル化の波に翻弄《ほんろう》され、巨大なライバルとの熾烈《しれつ》な競争にさらされ続けるために、勝ち続けられる人はほんのわずかになってしまった。そして、極《きわ》めつきが新型コロナウイルスの感染拡大だ。

まさに、われわれも変化に適応できなければ、生き残れない時期を迎えているのかもしれない。

しかし、これまでの歴史をさかのぼれば、変化への適応はいつもうまく果たしてきた。昭和30年代に年間交通事故死者が日清戦争での死者（2年間で約1万７０００人）を上回った「交通戦争」や１９７０年代までの高度経済成長期の「四大公害病」も、われわれの先人は努力して解決してきた。これからも誇りをもって対処していけば、必ずこれからも生き残れると信じている。

新型コロナウイルスの感染拡大で、３密を避けることが必要になった。今後も新型コロナウイルス対策をいつまで続けなくてはいけないのかは誰もわからない。

一方、新型コロナウイルスの感染拡大は不幸な出来事だが、それを契機にテレワーク、ウェブ会議が急速に普及している。テレワークやウェブ会議をはじめて経験して、そのよさ、メリットを感じている人も多いのではないか。

私の教室では、ウェブ研究会議をはじめた結果、仙台を拠点とし、山形、青森、福島、千葉、茨城、東京、山口、中国の天津にいる大学院生が同時に参加できるようになった。テレワークやウェブ会議の普及は、働き方改革を進めていくうえでも望ましい動きだ。

今後も予期せぬ出来事が起こると思うが、生き残りのためにも、なるべく多方向に変化することを許す社会をつくることが、結局、しなやかな永続的な社会をつくることになるのだ。

▼△▼△▼

公平無私の心をつくる

一視同仁

中国・唐代中期を代表する文人、唐宋八大家《とうそうはちだいか》の一人、韓愈《かんゆ》の言葉だ。

この言葉は私が教授になってからの22年間、いちばんの座右の銘として毎日確認している言葉だ。

「誰も差別せずに、すべての人を平等に見て愛すること」という意味だ。

人と会うときには第一印象は非常に重要だ。仕事でも交際でもお互い何度も会えるチャンスはないので、一期《いちご》一会《いちえ》と思って、第一印象をよくするように心がけたほうがいい。

しかし、2~3回、あるいはそれ以上接することで、第一印象での評価が完全に逆転することも珍しくない。むしろ、私の場合はほとんどがそうだ。

私自身の眼力が足りないといえばそれまでかもしれないが、実際、相手を一度で見抜くことはむずかしい。

さらに、しばらくぶりに会うと相手がどんどん成長したり、変わっていたりして、昔見た第一印象と変わる場合もある。大学院生などは、変化する時期は人それぞれで、こちらが諦めそうになったころに突然大化けしてくれる場合もあり、教育者の端《はし》くれとしては、なんとも言えないうれしい驚きだ。

ただ、1～2回指導や助言しても直らないこともある。

こちらの思いのままになるわけではない。ただ、とても大事なことはわかってくれるまで指導や助言をすべきだと思い、教授になる前は同じことは3回まで言うようにしていた。

しかし、人はそれぞれ。教授になってからだが、4～5回目の指導でようやくわかってくれる場合もあることに気づいたので、現在では5回は言ってみることにしている。それでもわからない、変えないのなら、それはそれでその人の個性だと思うようにしている。

相手に過剰な期待や不満を早々に抱いて判断してしまうことなく、慈《いつく》しみ愛情を注ぐことが大事なのだと思う。

▼△▼△▼

恩師の教え

日々研鑽《けんさん》

内科の恩師の一人、阿部圭志《あべけいし》先生（東北大学医学部第二内科名誉教授）の座右の銘だ。初心を忘れず、いつまでも自分を磨《みが》いて励んでほしいということだ。

阿部先生は、医療関係者向けの雑誌「クリニシアン」（エーザイ、1999年）の中で、次のように述べている。

若い頃から大切に思ってきたことは、ありふれたことではあるが、毎日一生懸命努力をすることだ。年齢や時期によって為すべきことが異なることもあったが、熟慮の上、やるべきことにベストを尽くすことが私の信条だ。

私にとって、東北大学医学部第二内科での日々は、週2回7時30分からの早朝勉強会、診療業務後深夜まで続く実験、日曜日に行う研究成果発表会など、振り返るとはた目からは苛酷な日々だった。しかし、数ヵ月もすればそのリズムに慣れるもので、慣れてしまえば結構楽しく、ワクワク、ドキドキ、自分の可能性を追い続けた貴重な充実した日々だった。

この時期の日々の研鑽がなかったら、現在の私はなかったと断言できる。

やがて、私が教授に就任した際に、阿部先生は大変お喜びになって、「日々研鑽」と書いた色紙をくださった。この色紙は宝物であり、今も私の教授室に掲げてある。「日々研鑽」を習慣化させれば、あなたの毎日の満足度や充実度に大きな影響を及ぼすはずだ。

▼△▼△▼

教師として心していること

やってみせ、言って聞かせて、させてみせ、ほめてやらねば、人は動かじ。
話し合い、耳を傾け、承認し、任せてやらねば、人は育たず。
やっている、姿を感謝で見守って、信頼せねば、人は実らず。

真珠湾攻撃の連合艦隊司令長官だった軍人、山本五十六《やまもといそろく》の有名な言葉だ。軍人として、多くの部下を統率してきた経験があるからこそ身につけた「いかにして人を動かすか」のエッセンスが詰まった言葉であり、多くの経営者や指導者が格言としている。

いくらマニュアルを読ませ、口でうまく説明しても、完璧な理解には及ばない。実際の様子を見せることによって理解が進むし、相手に敬意を払うという意味でも大切だ。

やってみせたあとは、しっかりと説明して相手にうまく伝わるように聞かせる。そして、実際に相手に実践させる。ここが我慢のしどころで、病院での研修医教育などでも重視される部分だ。

実際にさせてみたあとは、相手をほめる。ほめられるほどうまくないと思っても、どこかいいところを一つだけでも見つけること、私はこれがいちばん重要だと思っている。

さあ、これでＯＫかと思いきや、まだ不十分。あとは話し合い、耳を傾け、承認し、任せてやること。すなわち、聞く耳をもって相手の話を尊重し、こちらの考えを押しつけない。ハラハラしても覚悟を決めて任せなければ、人はなかなか育たない。そして、よく育ってくれたと相手に感謝する気持ちを忘れずに、見守っていかないと、ちゃんとした人にならないし、ましてや後輩を育てるだけの人物になれない。

講演をするとよく質問されるのは、「私のところでも上月先生の真似をしてリハビリを立ちあげようとするのですが、まわりのスタッフが賛同してくれないので、うまくいきません。どうしたらよいか何か秘訣があれば教えてください」というもの。

「私が、呼吸リハビリや腎臓リハビリを病院で始めるときも同じでした。はじめは私と大学院生一人の二人だけで始めました。周りのスタッフは『今の仕事で忙しくて手伝えない』の一点張りでした。ところが、そのリハビリで患者さんが元気に生き生きしてくるのを見て、だんだんと周囲のスタッフも参加してくれるようになったんです」と答える。まさに、山本五十六の言葉通りなのだ。

前にも述べたが、私は指導の際、特に大切なことであれば相手の行動や考えが改まるまで最大５回までは同じことを言うようにしている。私自身、部下の指導を通じて、自分自身が育てられ、辛抱強く対応することができるようになった。次のような言葉もある。

平凡な教師は言って聞かせる。よい教師は説明する。優秀な教師はやってみせる。しかし最高の教師は子どもの心に火をつける。——ウィリアム・ウォード（教育学者）

▼△▼△▼

先人たちからの贈り物

木陰に座って、涼を楽しむことが出来るのは、誰かがずっと昔に、その木を植えてくれたからです。

アメリカの投資家、経営者で世界最大の投資持株会社バークシャー・ハサウェイの筆頭株主でありCEOを務めるウォーレン・バフェットが言っている。

雪の結晶から砂漠の砂紋《さもん》、川の流れや銀河のかたちといったものまで、自然がもつ絶妙の芸術性には本当に驚嘆する。一方で、人が手を加えた木々、庭、公園も素晴らしいものがある。

私が留学したメルボルンは、ガーデンシティといわれるだけあって、街のいたるところに木々や公園があり、ときどきのんびりと寝転んで、心地よさに浸《ひた》ったものだ。

日本ではなんといっても桜だ。全国いたるところに植えてあり、淡紅色から濃紅色の花を咲かせてくれるのを見るのが楽しみだ。

私の妻はバラにはまっている。バラは世界に３０００種を超えるほど種類があるらしいが、わが家でも50種ほどのバラを植えている。バラは仙台では年に３回咲いてくれて、とても楽しませてくれる。

もっとも、妻がバラ栽培を始めたころは、私もバラの苗木植えにつきあわされた。１月～２月の真っ暗で氷点下の早朝、連日のように凍りついた堅い地面に、縦横30センチ、深さ40センチの穴を何個も掘るように命じられた。シベリアの強制収容所に収容された人の気持ちがわかるような感じだった。

旅先で出会う樹木から昔の人に想いをよせ、これはいつくらいに植えられたものなのだろう、どんな人が植えたのだろうと想像を膨《ふく》らませると、その土地と先人への愛着が増す。

木陰と同様に、あらゆる環境には、先人たちの影響が及んでおり、先人たちの努力に感謝するべきだし、将来への影響も考えながら日々活動していくべきだよ、と問いかけられているように思えるのだ。

おわりに

私は昔から人生訓や心理学の本を読むのが好きだ。長い間、気に入った言葉には印をつけ、自分だけの秘密にしていた。しかし、たまたま私が講演でいくつか言葉を紹介したところ、後日、「あの言葉のおかげでダイエットがうまくいった」「悩んだときにあのアドバイスが役に立った」という声をたくさんいただいた。本書は、このようなみなさんの声に後押しされてまとめた「読むクスリ」だ。

令和の世になった。新型コロナウイルスが世界で猛威《もうい》を振るい、3密を避けることはしばらく続く。友人たちと喫茶店や赤ちょうちんで人生談議を行う機会が奪われてしまい、孤独感が強まっている。

こんなときこそ、名言集で先人の知恵を借りよう。あなたの好きな名言を探そう。名言に出会ったら自分だけのものにしておくのはもったいない。ぜひ周囲の人に披露してほしい。ただ、さすがに家族に披露するのは照れるでしょう。私もそうだ。その際は本書の得心したページに付箋をはって、そっと渡してはどうか?

本書はどこから読んでも、やる気がわいてきて、心と体を軽くする本だ。ぱらぱらとめくっていただき、気に入ったところを、声に出して読んでほしい。きっとたちまちのうちに、古今東西の有名人や市井《しせい》の人々が、ダイエットや運動はもちろん、仕事や生活に立ち向かっていく勇気を与えてくれるはずだ。そして、読者のみなさんの自分なりの解釈を加えていっていただきたいと思う。

最後に、私の好きな名言を一つ。

タイトルは、Which step have you reached today?（今日のあなたはどの段階まで到達したの？）

スペインの学会に招かれたときに、会場に貼ってあったポスターの一節だ。

Yes, I did it!（やったぞ！）
I will do it.（やるぞ）
I can do it.（やれるぞ）
I will try to do it.（やってみよう）
How do I do it?（どうすればやれるかな）

I want to do it.（やりたいな）
I can't do it.（やれないな）
I won't do it.（やらないよ）

「やりたいな」と「やったぞ！」までには、いろんな心理的段階がある。夢や意欲があるだけでは不十分だ。

思うことと行うことはまったく違う。なるべく早く、上のステージに移るように心がけて、具体的行動を起こすことが重要だ。そのためにはどうしたらいいだろうか？　私は自分の部屋や教室内に、この標語を貼って、毎日の心理ステージを自己チェックするようにしている。

本書の出版にあたっては、さくら舎の古屋信吾さん、猪俣久子さんにたいへんお世話になった。この場を借りて厚くお礼申しあげる。

上月正博《こうづきまさひろ》

●参考文献　順不同
ロバート・ハリス『アフォリズム』サンクチュアリ出版
扇谷正造・本多顕彰・山本健吉・宮柊二監修『世界の名文句引用事典』自由国民社
別冊宝島編集部編『人生の指針が見つかる「座右の銘」１３００』宝島社
森山進『人生を豊かにする英語の名言』研究社
尚学図書編『故事・俗信　ことわざ大辞典』小学館
遠越段『心に火をつける言葉』総合法令出版
デイビッド・セイン　佐藤淳子『世界のトップリーダー英語名言集　BUSINESS』Jリサーチ出版
保坂隆『つらい時に力をくれる「こころの名医」１００の言葉』ＰＨＰ研究所

●参考ウェブサイト
名言ナビ　https://meigennavi.net/
魂の名言.com　http://meigen1.jimdo.com/
癒しツアー　https://iyashitour.com/
先人の知恵に学ぼう！驚くほど役に立つ「名言集」　https://maxim.no1wizard.com
まるちょん名言集・格言集　https://meigen.keiziban-jp.com
地球の名言　https://earth-words.org/
モチベーションの上がる言葉88選　https://motiv.top/world/
インクワイアリー名言　https://www.a-inquiry

名言から学ぶ幸せのヒント　https://meigen.shiawasehp.net/
心に響く言葉　https://live-the-way.com/
メンターナビ　https://www.mentor-navi.com/
偉人たちの名言集　https://meigen.pt-hamamoto.biz/
偉人が残した名言集　https://www.greatman-words.com/
偉人の名言集とその出典　https://www.mm-labo.com/
名言から学ぶコーチング　https://meigenshu.net/
名言＋Quotes　https://meigen-ijin.com/
ニッポン放送ＮＥＷＳ ＯＮＬＩＮＥ　https://news.1242.com/
魂をアツくさせる名言・格言集　https://maxim.kamimoto.jp/
goo辞書　https://dictionary.goo.ne.jp/
モチベーションが上がるダイエットの名言・格言　https://dosports.yahoo.co.jp/
痩せたいあなたの心に刺さる！ダイエットの名言30選　https://dews365.com
名言格言．ＮＥＴ　https://meigenkakugen.net
名言コツコツ　https://meigen.ko2ko2.net
ウェブ石碑　https://sekihi.net
名言集-ホーム|Facebook　https://www.facebook.com/meigensyu/

著者略歴
一九五六年、山形市に生まれる。
一九八一年、東北大学医学部を卒業。メルボルン大学内科招聘研究員、東北大学医学部附属病院助手、同講師を経て、二〇〇〇年、東北大学大学院医学系研究科障害科学専攻内部障害学分野教授、東北大学病院内部障害リハビリテーション（リハ）科長、二〇〇二年、同リハ部長を併任。二〇〇八年、同障害科学専攻長。国際腎臓リハ学会理事長、日本腎臓リハ学会理事長、アジアヒューマンサービス学会理事長、日本リハ医学会副理事長、日本心臓リハ学会理事、東北大学医師会副会長、東北大学医学部学生後援会会長、国立大学病院リハ部門代表者会議会長などを歴任。二〇一八年、ハンス・セリエメダル受賞。医学博士。リハ科専門医、総合内科専門医、腎臓専門医、高血圧専門医。
著書には『腎臓病は運動でよくなる！』（マキノ出版）、『「安静」が危ない！　1日で2歳も老化する！』『名医の身心ことばセラピー』（以上、さくら舎）などがある。

名言《めいげん》で心《こころ》と体《からだ》を整《ととの》える
――リハビリ思考《しこう》で癒《いや》す・治《なお》す！

二〇二一年二月一一日　第一刷発行

著者　上月正博《こうづきまさひろ》
発行者　古屋信吾
発行所　株式会社さくら舎　http://www.sakurasha.com
東京都千代田区富士見一-二-一一　〒一〇二-〇〇七一
電話　営業　〇三-五二一一-六五三三　FAX　〇三-五二一一-六四八一
編集　〇三-五二一一-六四八〇
振替　〇〇一九〇-八-四〇二〇六〇
装丁　アルビレオ
印刷・製本　中央精版印刷株式会社

ISBN978-4-86581-283-1